LES

PROCÉDÉS PHOTOGRAPHIQUES

EN OPHTALMOLOGIE

1° **Photographie de l'œil et de ses annexes externes** ;
2° **Photographie du fond de l'œil** ;
3° **Radiographie de l'œil, de l'orbite et du crâne**

PAR

le Dr ANDRÉ CHERON

DOCTEUR EN MÉDECINE
DOCTEUR EN DROIT

—:❋:—

TOURS

IMPRIMERIE E. ARRAULT ET Cie

6 à 9, RUE DE LA PRÉFECTURE, 6 à 9

—

1915

LES

PROCÉDÉS PHOTOGRAPHIQUES

EN OPHTALMOLOGIE

LES

PROCÉDÉS PHOTOGRAPHIQUES

EN OPHTALMOLOGIE

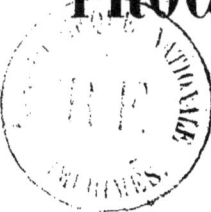

1° **Photographie de l'œil et de ses annexes externes ;**

2° **Photographie du fond de l'œil ;**

3° **Radiographie de l'œil, de l'orbite et du crâne**

PAR

le Dr ANDRÉ CHÉRON

DOCTEUR EN MÉDECINE
DOCTEUR EN DROIT

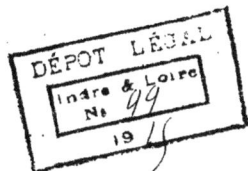
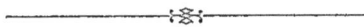

TOURS

IMPRIMERIE E. ARRAULT ET Cie

6 à 9, RUE DE LA PRÉFECTURE, 6 à 9

1915

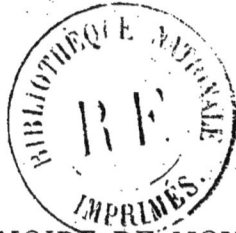

A LA MÉMOIRE DE MON PÈRE

A MON MAITRE

M. le Docteur A. MONTHUS

OPHTALMOLOGISTE DE L'HOPITAL DE LA PITIÉ

*qui m'a encouragé et aidé de ses
conseils au cours de toutes mes
études médicales.*

A M. MONTPILLARD

OFFICIER DE L'INSTRUCTION PUBLIQUE

*qui a bien voulu me prêter le concours
de sa grande expérience au cours
de mes recherches sur la photographie oculaire.*

A MES MAITRES DANS LES HOPITAUX

Stage

1908-1909. M. le Docteur Béclère, Médecin de l'Hôpital Saint-Antoine.

M. le Docteur Rist, Médecin des Hôpitaux.

M. le Professeur agrégé Tuffier, Chirurgien de l'Hôpital Beaujon.

1909-1910. M. le Professeur Debove, Doyen honoraire de la Faculté de médecine de Paris, Médecin de l'Hôpital Beaujon.

Externat

1910-1911. M. le Professeur Déjerine, Professeur de Clinique des maladies nerveuses à la Salpêtrière.

M. le Professeur agrégé Terrien, Ophtalmologiste de l'Hôpital des Enfants-Malades.

1911-1912. M. le Professeur de Lapersonne, Professeur de Clinique ophtalmologique à l'Hôtel-Dieu.

1912-1914. M. le Docteur Monthus, Ophtalmologiste de l'Hôpital de la Pitié.

A MES AUTRES MAITRES DANS LES HOPITAUX

M. le Professeur agrégé Potocki, Accoucheur de l'Hôpital de la Pitié.

M. le Docteur Sauvage, Accoucheur des Hôpitaux.

M. le docteur Castaigne, Médecin des Hôpitaux.

MM. les Docteurs Hillion, Goulfier, Prélat, Pley, Gellé(*in memoriam*), Cerise, Coutelas, Chenet, Bourdier, Velter et Monnet.

NOTE

Les travaux relatifs à cette thèse étaient presque complètement achevés au moment où la guerre a éclaté.

Envoyé d'abord à Nancy, puis affecté à l'hôpital militaire
de Tours, l'auteur a pu, dans cette dernière ville, faire
imprimer son manuscrit. Il s'excuse d'avoir été empêché,
en raison des circonstances, de mettre complètement au
point certaines questions et de n'avoir pu se procurer plusieurs documents qui lui auraient permis de traiter plus à
fond différents chapitres du présent ouvrage.

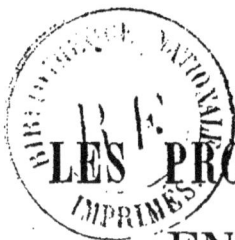

LES PROCÉDÉS PHOTOGRAPHIQUES EN OPHTALMOLOGIE

INTRODUCTION

Depuis quelques années la photographie a pris, dans les hôpitaux, une importance tous les jours plus considérable. Dans un grand nombre de services un matériel plus ou moins perfectionné a été peu à peu installé, permettant de photographier les malades les plus intéressants, les lésions les plus remarquables.

Les leçons de nos maîtres, à l'amphithéâtre, sont rendues encore plus vivantes et démonstratives par la projection de photographies qui constituent le document exact par excellence, et dans nos livres les reproductions de clichés originaux se substituent de plus en plus aux anciennes gravures d'après des dessins ou aquarelles souvent d'une fort belle exécution, mais forcément moins exacts et moins probants que des images photographiques.

On peut maintenant, grâce à celles-ci, conserver indéfiniment l'aspect d'une lésion, en suivre les différentes évolutions et constater d'une manière palpable et tangible l'effet d'un traitement ou le résultat d'une intervention.

Au début, on commença par se servir des appareils de modèle courant. Bien souvent c'était le chef de service lui-même ou un de ses élèves, qui apportait bénévolement sa chambre pliante ou son « détective » pour photographier un malade ou une pièce anatomique intéressante. On opérait en plein jour, devant une fenêtre ou dans le jardin de l'hôpital, et on obtenait des résultats plus ou moins satisfaisants. Bien souvent l'éclairage était insuffisant ou bien le malade bougeait ; parfois aussi la mise au point était défectueuse, car on opérait de très près pour obtenir plus de détails et les appareils ordinaires se prêtent mal à la prise de vues à courte distance.

L'apparition des poudres à base de magnésium réalisa un progrès considérable en permettant d'obtenir un éclairage constant par l'emploi de doses toujours égales, tandis que rien n'est plus variable et d'appréciation plus délicate que l'intensité de la lumière du jour. De plus, l'extrême rapidité de combustion du magnésium écarta tout risque de voir le malade bouger au cours de l'opération.

La photographie en couleurs, rendue pratique et d'un maniement facile grâce aux plaques à réseaux polychromes, fut une nouvelle étape dans la voie du progrès. Elle a fourni au médecin des résultats surprenants et d'une remarquable fidélité.

Enfin, peu à peu on se rendit compte que les appareils ordinaires étaient mal adaptés à la photographie médicale et on créa, de différents côtés, des dispositifs spéciaux mieux appropriés à cette nouvelle destination.

En ophtalmologie la photographie a pris un développement peut-être encore plus important que dans les services de médecine et de chirurgie générales. Cela tient, sans doute, à ce qu'elle y trouve de multiples applications.

En dehors, en effet, de la reproduction de l'œil et des lésions
apparentes du globe oculaire et des paupières, la photographie du fond de l'œil et de ses membranes internes a tenté
depuis longtemps un grand nombre de chercheurs.

Elle rencontre, d'ailleurs, des difficultés considérables que
nous aurons à examiner en détails et qui n'ont pu être jusqu'ici que partiellement surmontées.

Enfin la radiographie qui est bien, elle aussi, un procédé
photographique, a, dès son apparition, trouvé d'utiles applications en oculistique. Elle s'est montrée d'un précieux secours et est devenue d'un usage constant dans le diagnostic
des corps étrangers de l'œil et de l'orbite et dans celui des
tumeurs osseuses des parois orbitaires.

Nous avons essayé dans cet ouvrage, d'exposer aussi clai-
rement que possible, les principaux travaux qui ont été faits
jusqu'ici pour utiliser les procédés photographiques en ophtalmologie, ainsi que les quelques recherches personnelles
auxquelles nous avons été amenés à nous livrer sur cette
intéressante question.

Nous avons dû traiter assez brièvement certains côtés de
notre sujet pour ne pas donner à celui-ci un développement exagéré. C'est le cas, en particulier, pour tout ce qui
concerne le cinématographe, qui a pourtant déjà été utilisé
plusieurs fois et qui rendra, sans doute, plus tard de grands
services dans notre spécialité.

Quant à la microphotographie, nous l'avons laissée complètement en dehors de notre question, parce que les dispositifs employés pour la photographie microscopique sont
identiquement les mêmes, qu'il s'agisse de l'œil ou de tout
autre organe du corps humain.

Nous ne voulons pas aborder ce travail avant d'avoir exprimé
toute notre profonde reconnaissance à notre maître, M. le

professeur de Lapersonne, qui nous a fait le grand honneur
d'accepter de présider notre thèse, ainsi qu'à M. le professeur
agrégé Terrien et à M. le docteur Monthus, pour l'excellent
enseignement qu'ils nous ont prodigué depuis que nous
avons abordé l'étude de l'ophtalmologie.

PREMIÈRE PARTIE

PHOTOGRAPHIE DE L'ŒIL ET DE SES ANNEXES EXTERNES

CHAPITRE PREMIER

PHOTOGRAPHIE SIMPLE, EN NOIR ET EN COULEURS

Antérieurement à 1888, c'est-à-dire avant l'apparition des poudres à base de magnésium, la photographie oculaire ne paraît avoir été pratiquée que d'une façon fort exceptionnelle. Quelques essais ont, sans doute, été faits avant cette date, mais les dispositifs employés étaient vraisemblablement trop primitifs ou les résultats obtenus trop peu satisfaisants pour avoir laissé quelque trace.

Cohn semble être un des premiers à s'être occupé sérieusement de la question. Il a vu les principales difficultés qu'elle présentait et il constate que jusqu'alors on n'a pas encore pu rendre fidèlement l'iris et la pupille, bien que toutes les conditions d'une photographie instantanée eussent été réalisées. Le grand obstacle était l'éclairage imparfait.

La lumière du jour n'est pas suffisante pour prendre une photographie instantanée de l'iris. D'ailleurs, à cette époque on ne fabriquait pas encore d'objectifs à grande ouverture permettant, comme aujourd'hui, d'opérer dans les conditions d'éclairage les plus défavorables.

Aussi Cohn constate-t-il que la découverte de la poudre-éclair par Gaedich et Miethe contribua à résoudre l'une des principales difficultés de la photographie oculaire : « Nous sommes maintenant, dit-il (1), en possession d'une lumière dont l'action photochimique est incroyablement rapide. Des quantités absolument minimes de ce mélange de magnésium et de chlorate de potasse suffisent pour produire l'action voulue. » Et de fait il obtint, grâce à cette poudre, des images très fidèles de membrane pupillaire congénitale, de colobome irien, etc., qui furent exposées au Congrès international d'ophtalmologie tenu à Heidelberg en 1888. Il put même surprendre ainsi les mouvements pupillaires et dans un cas, notamment, où il s'agissait d'une parésie de l'iris avec mydriase habituelle, la photographie instantanée montra que l'iris parétique se contracte beaucoup plus lentement à l'éclair de magnésium, que l'iris du côté sain.

D'autres essais furent faits, dans le même but, entre autres par M. Dubois Reymond, mais il faut arriver à l'apparition des plaques à réseaux polychromes permettant d'obtenir facilement des épreuves directes en couleurs, sur verre, pour voir la photographie oculaire prendre un développement plus considérable.

Toutefois au début, il n'existait pas d'écran compensateur permettant d'utiliser ces plaques avec une source de lumière artificielle. M. Montpillard contribua, par ses intéressantes

(1) H. Cohn, *Centralblatt für praktische Augenheilkunde*, 1888, pp. 65 et 67.

recherches, à l'utilisation de la photographie en couleurs dans un but scientifique. Il établit toute une série d'écrans colorés destinés à corriger les inexactitudes chromatiques qui résultaient de la constitution photochimique des diverses sources lumineuses employées.

Aujourd'hui, la photographie en noir et en couleurs est devenue d'une pratique journalière dans un grand nombre de services hospitaliers.

A l'Hôtel-Dieu, le professeur de Lapersonne a fait établir dernièrement une installation très complète et très perfectionnée, due principalement à M. Deville, qui s'occupe avec beaucoup de compétence, depuis quelques années, du service photographique de la Clinique ophtalmologique.

Le dispositif employé pour la prise des vues fonctionne à la lumière du magnésium, toujours préférable à cause de la constance de son éclairage. Il consiste en deux boîtes à lumière en forme d'armoires triangulaires AA' (fig. 1), placées de chaque côté de l'appareil photographique AP, et servant à projeter la lueur de deux éclairs simultanés sur le sujet S placé à environ 2 mètres des toiles ignifugées TT' formant écrans tamiseurs et constituant les surfaces éclairantes des armoires. L'un de ces éclairs peut être plus puissant que l'autre, suivant la nécessité d'un éclairage plus intensif à droite ou à gauche. Le plus faible remplace l'écran de réflexion généralement employé par les portraitistes et permet d'obtenir, avec autant de relief, une tonalité plus claire, préférable pour la projection ultérieure des clichés.

En employant un objectif de 210 millimètres de foyer, la tête du sujet placé à 2 mètres, comme ci-dessus, et se détachant sur le fond F, occupe environ les deux tiers d'une plaque 9 × 12.

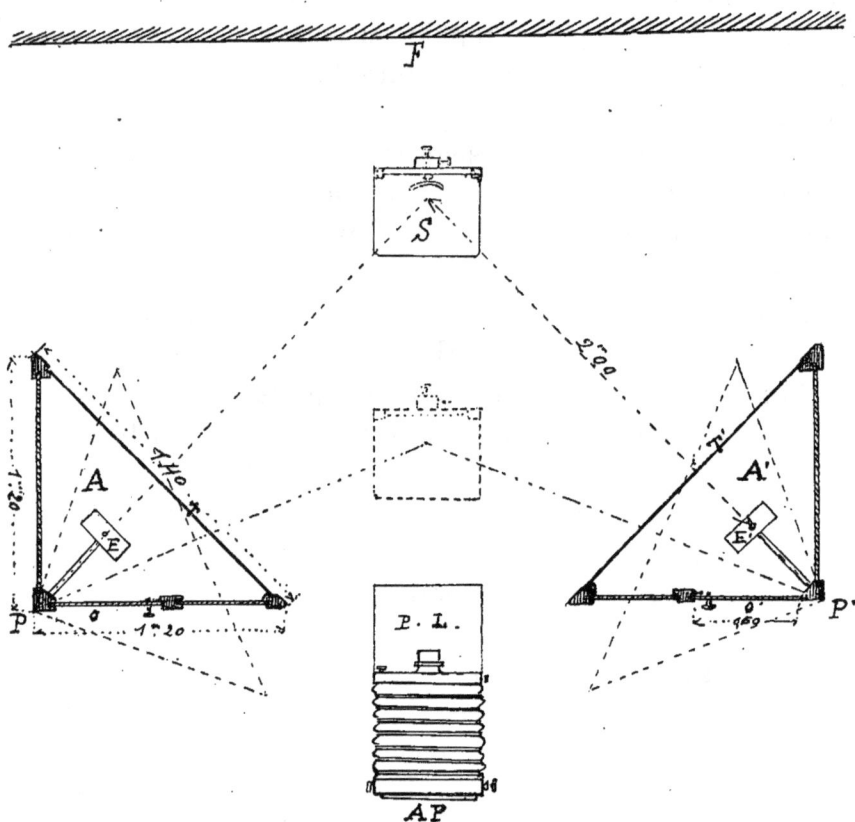

FIG. 1. — Plan de l'installation photographique de la
Clinique ophtalmologique de l'Hôtel-Dieu.

Lorsqu'il est nécessaire d'obtenir un plus fort grossissement, on rapproche le sujet de l'appareil photographique
et l'on fait pivoter les armoires autour des points PP′ du plan
ci-contre (fig. 1), de façon à profiter de tous les rayons directs
et réfléchis par les surfaces intérieures des boîtes à lumière.

Les armoires sont en bois doublé de tôle étamée sur les
petits côtés, qui mesurent 1 m. 20 de large. Les surfaces
éclairantes constituées par les toiles ignifugées TT′ ont
1 m. 40 de large sur 2 mètres de haut. Les armoires sont
montées sur pieds de 0 m. 30 et leur base est ouverte pour
la libre circulation de l'air. Elles se terminent par un tuyau
d'échappement, pour la fumée, communiquant avec l'extérieur. Les gouttières mobiles EE′ contenant la poudre, se
placent à hauteur variable au moyen d'une tige à crémaillère.
L'allumage se fait par une commande placée sur l'obturateur au moyen d'un contact électrique relié au courant de
la ville. Deux ampoules électriques placées sur les armoires
permettent d'éclairer le sujet pour la mise au point.

L'emploi de la poudre Actinia, de l'écran Montpillard
approprié et d'un objectif (1) de 210 millimètres de foyer ouvert à F : 4,5 comportent une charge de 3 à 4 grammes pour
l'éclair le plus puissant et de 1 gramme pour le plus faible.

L'appareil est muni, en avant, d'un pare-lumière PL et
les armoires sont pourvues de portes latérales OO′ pour la
recharge des gouttières.

Les vues en couleurs, aujourd'hui au nombre de près de
600, soigneusement classées et cataloguées, sont projetées
à l'amphithéâtre au cours des leçons cliniques du professeur
de Lapersonne et contribuent à illustrer l'enseignement si
clair et si vivant de notre maître.

(1) Anastigmat Lacour-Berthiot.

Dans le service de M. le docteur Monthus à la nouvelle-
Pitié, il existe aussi une excellente installation que nous ne
décrirons pas en détails parce qu'elle est presque identique
à celle de l'Hôtel-Dieu, sauf qu'elle possède une seule boîte
à lumière au lieu de deux. Signalons toutefois l'ingénieux
tableau de distribution, dû à M. Montpillard, pour la répartition du courant électrique dans les différents organes du
dispositif employé. Ce tableau est fixé sur l'armoire qui
constitue la boîte à lumière. Il est relié par des fils souples,
d'une part à une prise de courant, et de l'autre d'abord à la
lampe de mise au point, puis aux gouttières contenant la
poudre, par l'intermédiaire d'un obturateur spécial dont est
muni l'objectif. Cet obturateur à volet est construit de telle
façon que, quand le volet s'ouvre, il vient à fin de course,
butter contre un ressort qui, fermant un circuit électrique,
fait passer le courant dans un fil de fer traversant les gouttières contenant la poudre de magnésium dans la boîte à
lumière. Le fil devient incandescent et provoque l'explosion
de la poudre.

Une manette à trois plots permet, sur le tableau de distribution, primitivement relié à la prise de courant, de
faire passer celui-ci d'abord dans la lampe de mise au point
puis dans les gouttières de la boîte à lumière. Toutefois,
comme nous venons de l'expliquer, quand l'obturateur est
fermé, le courant ne passe pas encore et ne peut enflammer
la poudre, l'explosion ne se produit qu'au moment où le
volet, s'ouvrant au maximum, vient butter contre le ressort
formant contact, disposé à cet effet, au moment précis où
la plaque se trouve entièrement découverte.

Le troisième plot est un plot mort qui ne laisse passer
aucun courant.

Une petite lampe rouge s'allume automatiquement sur le

tableau de distribution quand la manette est mise sur le plot, faisant passer le courant par le contact de l'obturateur et la gouttière de la boîte à lumière, prévenant ainsi qu'il n'y a plus qu'à presser sur la poire pour déclancher le volet, provoquer l'explosion et prendre la photographie.

Voici donc comment on procède. On commence par fixer le fil de fer mince dans la rainure ménagée sur la gouttière en fibres qu'on remplit ensuite d'une dose moyenne de 3 à 4 grammes de poudre spéciale (1). On replace alors la gouttière sur le support destiné à la recevoir dans la boîte à lumière dont on referme la porte. On relie le tableau de distribution à une prise de courant et on place la manette sur le plot envoyant le courant dans la lampe de mise au point. On fait asseoir le malade sur la chaise et on immobilise sa tête le mieux possible, grâce au support fixé au dossier. On dirige la lampe de mise au point de façon à bien éclairer la région à photographier et, avec une loupe spéciale, on fait une mise au point aussi rigoureuse que possible sur le verre dépoli ou, mieux encore, sur un réticule très fin. On substitue alors le châssis contenant la plaque au verre dépoli, on ouvre le rideau, on pousse la manette sur le plot faisant passer le courant dans le contact de l'obturateur et, quand on presse sur la poire, le volet en s'ouvrant provoque l'explosion comme il a été expliqué ci-dessus. Il n'y a plus alors qu'à développer la photographie.

La collection de M. le docteur Monthus comprend une centaine de clichés.

_____

(1) Nous utilisons généralement la poudre Actinia ou la poudre Actinic. Cette dernière a une puissance photochimique plus grande et ne fait presque pas de bruit ni de fumée, mais elle est d'une conservation moins longue et moins facile que la première. Elle s'emploie avec l'écran Montpillard. Auto. P. O.

Dans le service du professeur Terrien à l'hôpital Beaujon, dans celui du docteur Poulard à l'hôpital des Enfants-Malades, chez le docteur Morax à Lariboisière et dans bien d'autres services, la photographie oculaire a pris une place prépondérante. A la Société d'Ophtalmologie de Paris, en février 1910, le docteur Morax a fait projeter de très belles photographies sur plaques autochromes, de kératite à hypopion, d'iridocyclite lépreuse, de nævus pigmentaire de la conjonctive, etc... Ces épreuves montrent que l'on peut obtenir d'excellentes images en couleurs de toutes les lésions du segment antérieur du globe.

A l'étranger on est arrivé aussi dans ce domaine à d'intéressants résultats. Nous avons parlé déjà des recherches faites en Allemagne. En Angleterre, au dernier Congrès international de médecine tenu à Londres (section d'ophtalmologie) M. Maitland Ramsay a projeté l'année dernière une série d'autochromes des plus réussies.

Les dispositifs qui viennent d'être décrits ne diffèrent pas sensiblement, comme il est facile de s'en apercevoir, de celui employé par les photographes qui font du portrait en couleurs, à la lumière du magnésium. La raison en est qu'on a d'abord songé à reproduire toute la figure du malade, même quand on voulait photographier surtout ses yeux. Et bien souvent, en effet, la chose est parfaitement justifiée car il peut s'agir, par exemple, de lésions étendues des paupières envahissant la joue ou le front, ou bien encore d'un léger ptosis unilatéral, et on peut désirer pouvoir comparer les deux yeux pour attirer davantage l'attention du côté lésé. Mais bien souvent, il faut le reconnaître, cette façon de procéder se montrait insuffisante. Il s'agissait de reproduire des lésions limitées du globe oculaire, des opacités cornéennes par exemple, ou bien des gommes de l'iris,

ou encore une cataracte, une malformation irienne, etc...
Dans ces différents cas, ou bien on photographiait encore
la face entière et les yeux étaient alors bien petits pour
qu'on puisse y distinguer des détails aussi minimes, ou bien
on voulait faire plus grand en se rapprochant du malade et
on était en conséquence obligé d'augmenter considérablement le tirage de l'appareil. Or, les appareils de modèle
courant se prêtent mal à la photographie à courte distance.
Si l'on veut reproduire un objet grandeur naturelle, on sait
que l'objet et la plaque doivent se trouver de part et d'autre
de l'objectif à une distance égale au double de son foyer.
Bien souvent, cette distance ne pouvait être atteinte, un
tirage aussi long n'étant pas prévu pour la photographie
courante. Si la chose était possible, le résultat laissait à
désirer, car un appareil ordinaire perd généralement toute
rigidité lorsqu'il est au maximum de son tirage. L'avant
de l'appareil dépasse la planchette fixée sur le pied et le
poids de l'objectif aidant, celui-ci risque fort de ballotter au
moment où l'on déclanche l'obturateur.

Enfin, dans les dispositifs ci-dessus décrits, l'appareil, le
siège du malade, la lampe de mise au point et la boîte à
lumière constituent autant d'organes indépendants qui sont
facilement exposés à se déplacer les uns par rapport aux
autres au cours des diverses manipulations, d'où parfois
des surprises désagréables quant à la netteté du résultat,
malgré une mise au point scrupuleuse.

Pour toutes ces raisons il nous a semblé qu'il y aurait
intérêt à faire construire un appareil spécialement établi en
vue du but à atteindre : la photographie du globe oculaire
à courte distance.

Nous avons pensé tout d'abord qu'il serait utile d'obtenir
des images toujours à la même échelle et par conséquent

facilement comparables les unes aux autres, et que, de plus, il serait intéressant de reproduire l'œil grandeur naturelle. Enfin il nous a paru que ce serait un avantage appréciable de posséder un dispositif qui réunit dans un même appareil la chambre photographique proprement dite, la lampe de mise au point, la boîte à lumière pour le magnésium et un support destiné à immobiliser la tête du malade.

Nous avons donc fait établir pour le service de notre maître, M. le docteur Monthus, à la Pitié, un premier modèle dont voici une description succincte :

Sur une planchette-support destinée à reposer à plat sur une table, se trouve fixé, en avant un appui-tête semblable à celui de l'ophtalmomètre de Javal, avec soutien-menton à hauteur réglable. L'appareil proprement dit est fixé sur un banc dont les pieds peuvent glisser transversalement dans deux rainures disposées à cet effet sur la planchette-support, ce qui permet un déplacement latéral de l'appareil, suivant que l'on photographie l'œil droit ou l'œil gauche du malade. Cet appareil est constitué par une boîte rectangulaire munie, en arrière, d'un cadre destiné à recevoir le châssis contenant la plaque ou le verre dépoli pour la mise au point, et portant en avant un objectif de 120 millimètres de foyer. L'image devant être égale à l'objet photographié, la distance séparant la plaque de l'objectif est égale ou double du foyer de celui-ci, soit 24 centimètres. On sait en effet que c'est là une condition indispensable pour obtenir une reproduction à taille égale, et cette condition devant être réalisée pour toutes les photographies prises avec cet appareil, cette distance de la plaque à l'objectif est immuable ; aussi n'y a-t-il aucun soufflet permettant de la faire varier et la mise au point se fait par déplacement total, à l'aide d'une crémaillère, de tout l'ensemble de l'appareil par rapport à l'œil du malade.

L'objectif est pourvu d'un obturateur à volet auquel est adapté l'ingénieux dispositif de contact électrique pour l'allumage de la poudre, dû à M. Montpillard, que nous avons décrit tout à l'heure.

De chaque côté de l'appareil se trouve fixée une équerre supportant, l'une la lampe de mise au point, l'autre la boîte à lumière. La lampe de mise au point est constituée par un tube de 15 centimètres de long dont la paroi interne est brillante, formant réflecteur, et qui renferme une ampoule à filament métallique de 25 bougies. Cette lampe étant montée sur pivot s'oriente facilement dans la direction du malade. La boîte à lumière est constituée par une sorte de lanterne en tôle, également montée sur pivot. A l'intérieur se trouve une fiche où vient s'adapter la gouttière de fibres destinée à recevoir la poudre. L'avant de la lanterne est pourvu d'un verre blanc destiné à protéger le malade contre les projections possibles de particules de magnésium enflammé. Ce dispositif est essentiel, car l'explosion se produit ici à 25 centimètres de l'œil du malade. A sa partie supérieure, cette lanterne porte un tuyau recourbé destiné à l'évacuation de la fumée qui d'ailleurs est minime, une quantité très réduite (1) de poudre étant ici suffisante en raison de la faible distance séparant le sujet de la source lumineuse.

A la face postérieure du banc supportant l'appareil, se trouve fixé un tableau de distribution relié par un fil à une prise de courant, pourvu d'une manette à trois plots et semblable en tous points à celui ci-dessus décrit.

Nous avons déjà fait avec cet appareil, qui fut présenté

(1) 1/2 gramme de poudre Actinic environ.

l'année dernière à la Société française d'ophtalmologie, un certain nombre de photographies en couleurs dont quelques-unes sont reproduites un peu plus loin (fig. 3).

Deux de nos anciens maîtres, M. le professeur de Lapersonne et M. le professeur Terrien, nous ont fait, depuis, le grand honneur de nous demander de leur fournir des appareils semblables pour la clinique de l'Hôtel-Dieu et pour le service ophtalmologique de l'hôpital Beaujon. M. le docteur Poulard a bien voulu également nous en demander un pour son service des yeux à l'hôpital des Enfants-Malades.

Toutefois, avant de faire établir ces nouveaux appareils, nous avons tenu à profiter des critiques très justes et très bien fondées qui nous avaient été adressées au sujet du premier. M. le professeur de Lapersonne nous avait fait observer qu'il serait parfois intéressant d'obtenir un plus fort grossissement de l'œil photographié, par exemple pour reproduire de minimes lésions cornéennes. Inversement M. le docteur Poulard nous faisait remarquer que, bien qu'il fût intéressant de reproduire l'œil grandeur naturelle, il y avait de nombreux cas où l'on préférait avoir une photographie d'ensemble, montrant la face entière du sujet et permettant ainsi de reproduire des lésions s'étendant sur le front ou sur la joue, ou de comparer les deux yeux du malade. Pour cela, on était obligé d'avoir, à côté de l'appareil qui vient d'être décrit, un ancien dispositif, beaucoup plus grand et beaucoup plus encombrant, et de retomber, par conséquent, dans tous les inconvénients énumérés plus haut.

Enfin, il faut bien le reconnaître, si la reproduction de l'œil à taille égale présente un réel intérêt quand il s'agit de photographier des lésions limitées du globe oculaire, comme des opacités cornéennes, des kystes, des gommes ou des malformations de l'iris, des cataractes, etc., elle offre le gros inconvénient de ne pouvoir donner de résultat net pour des points situés sur des plans distants les uns des autres de plus de 7 ou 8 millimètres. En un mot, lorsqu'un objectif opère à très courte distance et surtout s'il travaille aussi à grande ouverture, on dit qu'il manque de profondeur, ce qui signifie que seuls les objets situés sur un même plan vertical donneront à la fois sur la plaque une image nette. Tous ceux situés en deçà ou au delà donneront une image plus ou moins floue suivant la distance qui les sépare de ce plan vertical. Avec notre appareil, par exemple, il est impossible d'obtenir une image nette à la fois des sourcils et de l'iris.

Pour toutes ces raisons, notre dispositif était notoirement insuffisant; aussi l'avons-nous transformé de la manière suivante. Nous avons combiné un nouvel appareil à trois fins : la reproduction de l'œil à taille égale, la reproduction de toute la figure du malade et la reproduction de l'œil au double de sa grandeur naturelle avec la même chambre, le même objectif, la même boîte à lumière et la même lampe de mise au point.

A cet effet, l'appareil (fig. 2) est monté sur un chariot mobile H et des crans d'arrêt T, munis de signes de repère, permettent d'établir très rapidement le tirage approximatif voulu, suivant l'échelle à laquelle on veut opérer. De plus, l'avant de l'appareil est pourvu d'un soufflet S et d'une crémaillère R qui permettent d'effectuer ensuite une mise au point rigoureuse. Nous avons profité de cette modification pour corriger, du même coup, certains défauts de l'appareil primitif et apporter quelques perfectionnements à notre premier dispositif. Avec celui-ci, il y avait forcément un certain intervalle entre le moment où la mise au point était effectuée sur le verre dépoli et celui où la photographie était prise. Il en résultait que le malade pouvait bouger entre ces deux opérations. Nous avons voulu y remédier en introduisant dans notre nouvel appareil une sorte de système réflexe semblable à celui qui, dans certains appareils d'amateur, permet de déclancher l'obturateur au moment précis où l'image est vue nette et convenablement en plaque sur le verre dépoli. Nous avons donc fait ménager à l'arrière de notre nouvel appareil un compartiment contenant un miroir M incliné à 45° sur l'axe de l'objectif O (1) et destiné à renvoyer les rayons provenant de celui-ci sur le verre dépoli V. Ce miroir fait l'office d'obturateur, en s'escamotant, il se rabat le long de la cloison D et découvre la plaque P. Il établit en même temps un contact électrique en J qui allume la poudre dans la gouttière G par le procédé déjà décrit. Pour faire la mise au point, on se place donc sur le côté de l'appareil et tenant en main le déclic commandant l'escamotage du miroir, on le fait fonctionner sitôt que l'image apparaît nette et bien en plaque sur le verre dépoli.

De plus, dans notre premier dispositif, la lampe de mise au point et la boîte à lumière contenant le magnésium se trouvaient de part et d'autre de l'appareil; il en résultait que le reflet sur la cornée n'occupait naturellement pas la même position au moment de la mise au point et lors de la prise de vue. C'était un assez gros inconvénient, car pour obtenir, par exemple, de petits détails de l'iris, on ne savait jamais si le reflet ne se trouverait pas à l'endroit même de la lésion qu'on voulait mettre en évidence. Nous avons remédié à cet inconvénient de la façon suivante. Dans notre nouveau dispositif, la boîte à lumière B contenant la gouttière pour le

---

(1) Objectif anastigmat Lacour-Berthiot, de 150 millimètres de foyer.

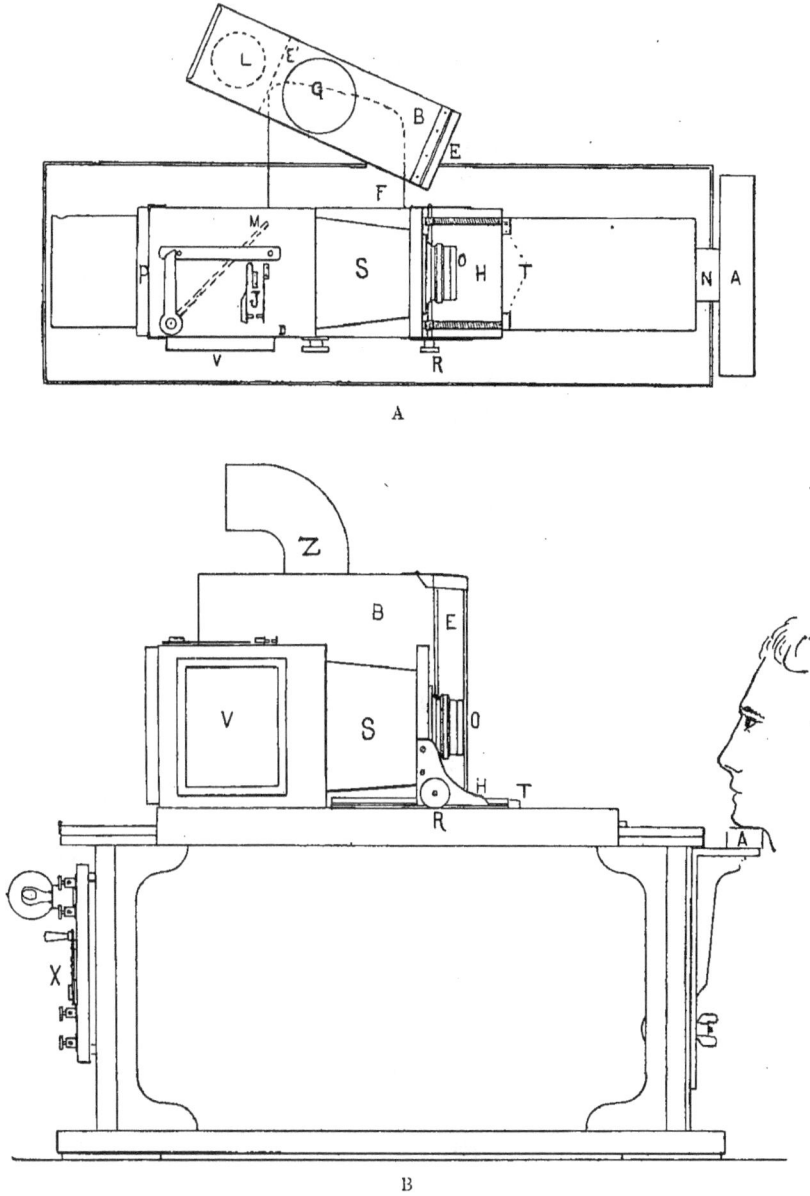

FIG. 2. — Appareil pour la photographie oculaire.

magnésium et la lampe de mise au point L sont disposées, non seulement du même côté de l'appareil, mais encore dans le prolongement l'une de l'autre. Un même verre blanc E ferme en avant la boîte à lumière, protège le malade et constitue la surface éclairante unique destinée à la fois à la mise au point et à la prise de vue. Le reflet sera donc identiquement le même au cours des deux opérations, à l'intensité près, et si l'on s'arrange pour qu'il ne masque rien d'intéressant au moment de la mise au point sur le verre dépoli, on peut être sûr qu'il en sera de même ensuite, sur l'image définitive. Un verre mobile E′ sépare la gouttière contenant le magnésium de la lampe de mise au point qu'il protège et un tuyau d'échappement recourbé Z sert à l'évacuation de la fumée.

Pour tout le reste, tableau de distribution X, contacts électriques, système d'allumage, le dispositif du premier appareil est conservé, mais toutefois l'appui-tête qui masquait une partie du front du malade est remplacé par un simple appui-menton A, de la largeur de l'appareil. Ce dispositif a l'avantage de laisser la figure complètement à découvert et de permettre au malade de se déplacer très facilement pour se mettre en face de l'objectif, ce qui supprime la complication du déplacement transversal de l'appareil.

Il est à remarquer ici que, puisque la distance du malade à l'objectif (et par conséquent aussi de l'objectif à la plaque) varie, la distance de la source lumineuse au malade doit varier également. En effet, plus on opèrera de loin, plus l'image de l'œil sera petite et plus la distance de l'objectif à la plaque sera courte. Pour un même diamètre d'ouverture, l'objectif sera donc plus lumineux et la surface couverte plus éclairée. Le temps de pose, ou plus exactement le

Kératite interstitielle.

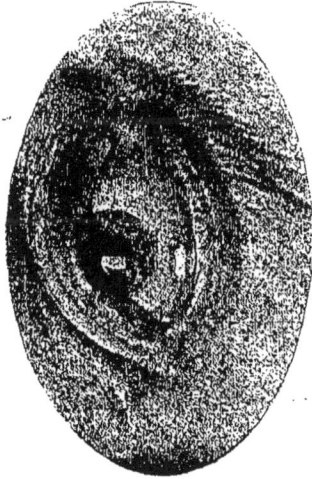

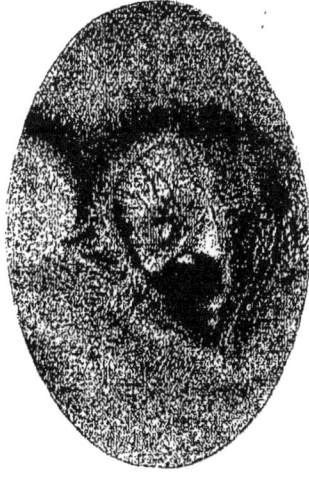

Brûlure de la conjonctive.

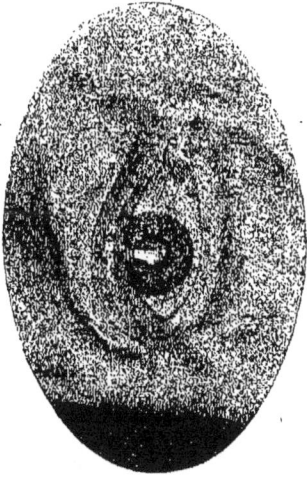

Cataracte sénile.

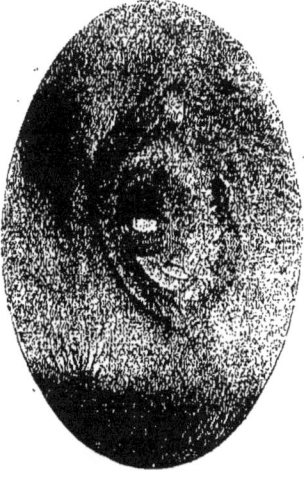

Ectropion.

Fig. 3. — Reproduction par le procédé trichrome de clichés originaux en couleurs.

degré d'éclairement qui en tient lieu (la combustion du magnésium étant instantanée), devra être diminuée, c'est-à-dire la boîte à lumière reculée. Inversement, quand on opèrera de près, pour la reproduction de l'œil grandeur naturelle ou au double de sa grandeur réelle, la source lumineuse devra être rapprochée. Celle-ci doit donc subir un mouvement identique à celui de l'appareil et, d'une façon générale, on peut dire que le verre qui ferme, en avant, la boîte à lumière doit être maintenu au niveau de la planchette de l'objectif. C'est pourquoi, dans notre nouveau dispositif, la boîte à lumière B est montée, à pivot, sur une grande équerre transversale F fixée au chariot de l'appareil et suivant, par conséquent, tous ses déplacements.

Il est beaucoup plus facile de procéder ainsi que de faire varier, chaque fois, la dose de poudre, suivant la distance à laquelle on opère.

Dans tout ce qui précède, il a été surtout question de photographie en couleurs, car c'est elle qui donne évidemment les résultats les plus complets, mais il va sans dire que tous les appareils dont il vient d'être question se prêtent tout aussi bien à la photographie en noir. Il y a lieu seulement de tenir compte de ce fait que la plaque à réseau polychrome, la plaque autochrome, par exemple, en raison des grains colorés dont elle est recouverte et de l'écran compensateur dont elle nécessite l'emploi, demande un éclairage environ 50 à 60 fois plus intense, ou, ce qui revient au même, un temps de pose 50 à 60 fois plus long qu'une plaque ordinaire à émulsion extra-rapide. Si c'est donc une de ces dernières plaques qu'on utilise, il y aura lieu, soit de diminuer considérablement la dose de magnésium, ce qui ne sera pas bien commode en raison de la faible quantité déjà employée pour la couleur, soit, ce qui vaudra beaucoup mieux, de diaphragmer l'objectif.

La surface éclairante de ce dernier augmentant ou diminuant proportionnellement au carré de son ouverture, on voit qu'il faudra réduire celle-ci au 1/7 ou au 1/8 du diamètre utilisé pour la couleur. Pour un objectif ayant, par exemple, 180 millimètres de foyer et par conséquent 40 millimètres d'ouverture utile à F: 4, 5, on devra, pour le noir, réduire à 5 ou 6 millimètres de diamètre du diaphragme et l'on y gagnera beaucoup en netteté et en profondeur, ce qui est certes un avantage appréciable.

Mais l'emploi des plaques ordinaires à émulsion extrarapide n'est cependant pas à conseiller pour la photographie médicale. On sait, en effet, que ces plaques ont une sensibilité chromatique très différente de celle de notre rétine. Extrêmement sensibles à l'ultra-violet que l'œil humain ne perçoit pas, elles sont encore très sensibles au violet et au bleu, puis leur sensibilité baisse graduellement pour le vert, pour disparaître complètement au jaune et au rouge. Il en résulte que les images obtenues avec ces émulsions, ne reproduisent nullement l'intensité lumineuse des différentes couleurs de l'objet photographié. Les bleus paraissent aussi pâles que les blancs, tandis que les rouges paraissent noirs.

Aussi depuis longtemps a-t-on cherché des formules d'émulsions capables de donner un noircissement égal pour toutes les couleurs du spectre, ou du moins un noircissement correspondant à l'intensité lumineuse que chacune d'elles produit sur notre rétine.

Après bien des essais et bien des tâtonnements, il faut reconnaître qu'on est arrivé aujourd'hui dans cette voie à un degré de perfection considérable.

Presque tous les fabricants de plaques photographiques ont créé des émulsions, dites orthochromatiques et panchromatiques, qui ont une sensibilité très étendue dans le spectre, et certaines de ces émulsions arrivent même à posséder une sensibilité plus grande pour le rouge que pour le vert (1). Toutefois elles présentent toutes une sensibilité maxima pour le violet et le bleu, aussi, pour obtenir des résultats vraiment satisfaisants, faut-il les employer en interposant devant l'objectif un écran jaune absorbant l'excès des radiations de plus grande longueur d'onde. Cet écran porte un numéro indiquant le nombre par lequel il faut multiplier le temps de pose normal de la plaque employée sans écran pour obtenir de bons résultats avec l'interposition de l'écran.

Nous considérons que, particulièrement en ophtalmologie, l'emploi de ces émulsions panchromatiques s'impose. Un œil à iris bleu donnerait en effet, sur une plaque à émulsion ordinaire, une image tellement pâle, qu'elle se distinguerait à peine de celle de la sclérotique. Par contre, un œil à iris brun ou verdâtre donnerait une image si foncée qu'on n'y reconnaîtrait plus aucun détail.

De plus, le sujet peut présenter des lésions muqueuses ou cutanées comme des gommes, un nævus, un épithélioma, etc., de coloration jaune ou rougeâtre, et on comprend qu'il soit indispensable, pour obtenir un résultat satisfaisant, d'utiliser des plaques dont l'émulsion soit sensible à ces différentes couleurs.

Avant d'aborder la question de la photographie stéréoscopique, nous tenons à signaler deux utilisations assez inattendues qui furent faites, et il y a déjà longtemps, de la photographie simple par deux oculistes éminents.

(1) Nous avons toujours été particulièrement satisfaits des résultats obtenus avec les plaques panchromatiques de la maison Wratten et Waimwright, de Croydon (Angleterre).

En 1888, Javal déclarait au 7e Congrès international d'ophtalmologie, tenu à Heidelberg, que la photographie instantanée de l'œil lui avait donné des mesures cornéennes si exactes qu'il pensait, dans un avenir prochain, voir l'ophtalmométrie annihilée par cette pratique. « On peut très bien, disait-il, mesurer au micromètre les méridiens des ellipses cornéennes, prises par la photographie. »

Il est assez curieux de voir ainsi l'inventeur de l'ophtalmomètre le plus usité prédire l'abandon probable de sa méthode au profit d'un procédé qui lui était beaucoup moins personnel. Mais la modestie du grand maître l'avait induit en erreur, et si l'ophtalmomètre de Javal est devenu d'un usage absolument courant, la photographie n'est presque jamais utilisée pour la mesure des ellipses de la cornée humaine.

La même année, le 12 septembre, à l'Académie de Suède, Gullstrand décrivait un procédé fort ingénieux pour reconnaître et figurer les paralysies oculaires au moyen de la photographie.

Gullstrand fait regarder au patient un point de fixation éloigné constitué par une lumière fixe, de telle sorte que cette lumière donne sur les deux cornées deux images ou reflets symétriquement disposés par rapport aux pupilles. Une première photographie est prise dans ces conditions.

Le point de fixation est laissé en place tout le temps de l'examen et on fait mouvoir la tête du patient successivement en haut, en bas, à gauche et à droite pour lui faire diriger son regard, fixé sur le point convenu, successivement en bas, en haut, à droite et à gauche, une photographie étant prise à chacune de ces nouvelles positions.

Lorsque le reflet lumineux reste symétriquement disposé en même place pendant toute l'expérience, il n'y a pas de paralysie.

Il n'en est plus de même au cas contraire et le muscle paralysé est celui qui, lorsqu'il est sain, donne à l'œil le mouvement du même sens que celui suivant lequel l'image s'est déplacée sur la cornée.

Une quinzaine de photographies annexées au mémoire de Gullstrand rendent le procédé très facile à comprendre (1).

(1) GULLSTRAND, Diagnostic objectif et figuré, par la photographie, des paralysies oculaires. V. *Annales d'oculistique*, 1888, t. CIX, p. 236.

CHAPITRE II

PHOTOGRAPHIE STÉRÉOSCOPIQUE

La stéréoscopie qui, dans le domaine de la photographie courante, a conquis tant de suffrages, n'a pas pris, en médecine, le même développement. Cela tient sans doute à deux raisons principales. La première est que le plaisir des yeux produit par la sensation de relief que donne tout cliché stéréoscopique, n'est pas ce qu'on recherche en médecine, où l'on désire surtout obtenir un document exact, capable d'être projeté au cours d'une leçon ou reproduit dans un livre. Or, la photographie simple suffit à atteindre ce but. La seconde est que la photographie médicale, déjà compliquée par elle-même, devient beaucoup plus difficile encore lorsqu'il s'agit de stéréoscopie.

Sans doute, si l'on se propose de prendre une vue d'ensemble, l'attitude générale d'un malade, la déformation d'un membre ou des lésions très étendues, la chose sera-t-elle possible avec un appareil stéréoscopique ordinaire. Mais tel n'est pas le cas généralement dans les services d'ophtalmologie où, ayant à reproduire une région petite et limitée, on doit opérer à très courte distance si l'on veut obtenir suffisamment de détails.

D'abord, un grand nombre d'appareils stéréoscopiques ne possèdent pas de système de mise au point facultative, ou

bien leur tirage est trop limité pour permettre d'opérer de
très près.

Ensuite, et c'est là le principal obstacle, en admettant
que l'on combine un appareil ayant un tirage suffisant
pour reproduire un œil dans de bonnes conditions, ou qu'on
y supplée par l'interposition de bonnettes au-devant des
objectifs, le défaut de parallélisme entre les axes qui, partant de l'objet photographié, vont passer par le centre de
chaque objectif devient tel, à courte distance, que chaque
image se trouve décentrée considérablement, l'une étant
reportée tout à fait à droite et l'autre à gauche. Il en résul-
tera qu'après inversion (l'inversion des deux images est
indispensable pour une bonne reproduction du relief dans
tout cliché stéréoscopique) les deux images d'un même
objet, au lieu d'occuper chacune, des points équivalents de
la plaque, seront fortement rapprochées l'une de l'autre,
d'où une grande difficulté et même parfois une impossibi-
lité pour les yeux de l'observateur, de fusionner ces deux
images, condition cependant indispensable pour une bonne
reconstitution stéréoscopique de l'objet photographié.

On a tenté, de différentes manières, de remédier à cet
inconvénient.

Certains ont proposé de rapprocher les deux objectifs
dans la mesure nécessaire pour que les images d'un même
point se fassent sur la plaque en des points situés à la distance normale séparant les deux yeux, soit 65 millimètres.
Il n'y aura plus ainsi de décallage des images d'un même
point et ces images seront facilement fusionnées par les
yeux de l'observateur.

Cette façon de procéder a, toutefois, un assez gros inconvénient. Les objectifs n'étant plus distants, comme ils le sont
normalement dans tout appareil stéréoscopique, des 65 mil-

limètres représentant l'écart normal des deux yeux, l'impression de relief sera sensiblement atténuée, et plus on opèrera à courte distance, plus les objectifs devront être rapprochés et moins les images donneront l'illusion de la perspective aérienne et du relief stéréoscopique.

On pourrait, il est vrai, laisser les objectifs à leur écartement normal et employer simplement des plaques d'un plus grand format, leur longueur étant combinée de telle façon qu'après inversion, les deux images d'un même point se trouveraient exactement à 65 millimètres de distance. Toutefois, il faut tenir compte que cette longueur des plaques devrait varier suivant qu'on photographierait l'œil à telle ou telle distance, ce qui serait une bien grande complication. De plus, il faudrait employer des objectifs capables de couvrir une grande surface, car les images se trouvant, comme nous l'avons dit, très décentrées du fait du défaut du parallélisme des axes, chaque objectif devrait pouvoir donner une image nette dont le centre serait loin de correspondre à son axe principal et dont les bords seraient, par conséquent, reculés d'autant dans un sens ou dans l'autre. Or, les objectifs à grande ouverture qu'on est obligé d'employer pour la photographie médicale, couvrent forcément une moins grande surface que les objectifs moins ouverts et moins lumineux autrefois employés.

Une troisième combinaison proposée pour résoudre ce difficile problème a donné entre les mains de notre maître M. le docteur Monthus, ophtalmologiste de la Pitié, d'excellents résultats. M. le docteur Monthus a eu l'heureuse idée de faire une iconographie stéréoscopique oculaire (1). Toutes les photographies qui la composent ont été prises avec un

(1) Docteur A. Monthus, *Iconographie stéréoscopique oculaire*. Masson et Cie, 1908.

appareil dont les axes des objectifs étaient inclinés l'un vers l'autre et convergeaient vers l'œil du malade.

Cette iconographie est divisée en trois séries consacrées respectivement à l'anatomie, à la clinique et à la technique opératoire. Les images sont du format 8 × 16 et accompagnées d'un texte explicatif qui fait de cet ouvrage un guide excellent pour tous ceux qui s'intéressent à l'ophtalmologie. Dans la première série nous trouvons, entre autres, de très belles reproductions de la cavité orbitaire, du canal optique, du sinus sphénoïdal et d'un ostéome de l'orbite. La seconde, consacrée à la clinique, renferme, parmi bien d'autres documents intéressants, de très bonnes photographies de tumeurs épibulbaires, de kératite à hypopion et de papillome de la conjonctive. Enfin, dans la dernière série consacrée à la technique opératoire, nous assistons à une tarsoraphie, à un cathétérisme des voies lacrymales, à une extirpation du sac, à une exentération ignée, etc.

Plus récemment, M. P. Bayardi a publié un atlas stéréoscopique de chirurgie oculaire composé de 39 planches 45 × 107 accompagnées également d'un texte explicatif (1).

Nous avons essayé également une combinaison qui permettrait de se servir des appareils stéréoscopiques de modèle courant et qui éviterait de décentrer ou d'incliner les objectifs. Elle consistait à interposer une lentille achromatique unique et de diamètre suffisant, devant les deux objectifs d'un appareil stéréoscopique ordinaire, distants par conséquent de 65 millimètres. Cette lentille avait un foyer égal à la distance la séparant de l'objet à photographier, c'est-à-dire, dans le cas présent, de l'œil du malade. Dans ces conditions, les rayons divergents, issus d'un même

(1) BAYARDI, *Atlas stéréoscopique de chirurgie oculaire.* J.-B. Baillière, 1911.

point de l'objet, situé, comme nous l'avons dit, au foyer principal de la lentille achromatique, sont transformés par celle-ci en rayons parallèles. Ces rayons parallèles rencontrent donc les deux objectifs comme s'ils provenaient d'un objet situé à l'infini et forment sur la plaque, au foyer principal des deux objectifs, deux images distantes exactement de 65 millimètres, sans qu'il soit besoin ni de tirage pour la mise au point, ni de décentrement, ni d'inclinaison des deux objectifs. Il suffirait d'avoir un jeu de 2 ou 3 lentilles achromatiques de foyers différents pour pouvoir photographier le malade à diverses distances, et pour tout le reste, l'appareil comprendrait une lampe de mise au point, une boîte à lumière, etc., absolument comme pour la photographie simple en noir ou en couleurs.

Nous avons fait plusieurs essais avec une lentille achromatique de 10 centimètres de diamètre et de 30 centimètres de foyer et nous n'avons pas obtenu, nous devons le reconnaître, de résultat absolument satisfaisant. La raison en est que la très forte courbure que présente une lentille achromatique d'un aussi grand diamètre pour un foyer relativement aussi court, produit des déformations à la périphérie des images. C'est là d'ailleurs un défaut que présente tout objectif insuffisamment corrigé et il est certain qu'on pourrait remédier à cet inconvénient en calculant spécialement les courbures et la matière des verres à employer pour l'établissement d'une lentille destinée à travailler dans de pareilles conditions.

Signalons également l'atlas stéréoscopique publié par Elschnig et comprenant des photographies du segment antérieur de l'œil humain (1). La chambre stéréoscopique

(1) A. ELSCHNIG, Stereoskop. photograph. *Atlas der pathologishen. Anatomie der Augen.* Wien, 1900.

Dümler, employée par Elschnig permet d'obtenir un grossissement d'un diamètre et demi. Le prix élevé des objectifs est un obstacle à la diffusion de cet appareil.

En 1912, Lowenstein a cherché à fixer les modifications de la cornée, de l'iris et du cristallin par la photographie stéréoscopique en employant l'optique du microscope à cornée de Zeiss-Czapski, qui semble d'autant plus appropriable à ce travail qu'il a été très suffisamment corrigé. Avec quelques modifications il put également utiliser la petite lampe à arc fabriquée par Zeiss. La constance de la source lumineuse évite ainsi complètement les erreurs d'exposition. On peut obtenir avec ce dispositif un grossissement variant de 1 diamètre et demi à 4 ou 5 diamètres (1).

Il ne faut donc pas désespérer de voir la photographie stéréoscopique devenir bientôt d'un usage plus fréquent dans notre spécialité.

(1) LOWENSTEIN, Ueber eine Stereomikrokamera für klinishe Photographie des vorderen Bulbenabschnitte. *Klinishe Monatsblätter für Augenheilkünde*, 1912, p. 450.

CHAPITRE III

LE CINÉMATOGRAPHE EN OPHTALMOLOGIE

Le cinématographe nous semble être appelé en ophtalmologie à rendre deux ordres de services.

D'abord il pourrait fixer d'une façon vivante la technique opératoire relative à certaines interventions chirurgicales, et aider ainsi puissamment à l'enseignement de la chirurgie oculaire. Ensuite il pourrait enregistrer et reproduire les différents troubles statiques des yeux et des paupières.

En ce qui concerne ce dernier point, rien de spécial n'est à mentionner. Il est de toute évidence qu'il est possible de cinématographier un malade présentant du nystagmus, un strabisme alternant, un blépharospasme, un signe de Charles Bell, etc. La chose a d'ailleurs, croyons-nous, été déjà tentée et avec succès. On pourrait même certainement reproduire de cette façon les mouvements d'un cristallin luxé et l'iridodonésis qui l'accompagne, à la condition d'opérer d'assez près et dans des conditions d'éclairage suffisamment favorables.

Pour ce qui est de la reproduction cinématographique des différentes interventions sur l'œil ou les paupières, la chose devient ici beaucoup plus délicate. D'abord il va falloir encore opérer de très près pour que tous les détails de l'opération puissent être facilement suivis sur l'écran de projection. Ensuite et surtout, en disposant simplement l'appareil sur son pied habituel, à courte distance de la table sur laquelle est couché le malade, on pourrait être sûr de ne rien voir de l'intervention pratiquée sur son œil. Ce n'est certainement pas en photographiant horizontalement et, par conséquent, de profil, qu'on pourra par exemple suivre les différents temps d'une cataracte, voir le couteau pénétrer dans la cornée, la pince saisir l'iris, le kystitome dilacérer la capsule et finalement le noyau sortir par la plaie. Ce n'est pas non plus ainsi qu'on pourrait voir les phases d'une énucléation ni celles d'un avancement musculaire. Toutes ces interventions comportent des détails de technique qui ne peuvent être suivis de profil, mais seulement de face, c'est-à-dire (puisque le malade est couché) en regardant de haut en bas comme le fait lui-même le chirurgien pendant toute la durée de son opération.

Il faudrait donc, à notre avis, disposer l'appareil cinématographique verticalement, l'objectif regardant en bas, juste dans l'axe de l'œil du malade, sur un bâtis établi à cet effet et dont les pieds encadreraient la table opératoire. Le déroulement du film s'effectuerait d'en bas, à l'aide d'une manivelle et d'une courroie de transmission reliée à l'appareil. Enfin un arc électrique serait utilisé à cause de son intensité et de sa constance comme source lumineuse.

Cet essai n'a pas encore été tenté, à notre connaissance, bien qu'il ne semble pas comporter de bien gros risques d'insuccès. Mais le cinématographe a déjà, dans la chirurgie courante, été plusieurs fois utilisé sans dispositif spécial. Cela tient à ce que pour les grandes opérations, comme celles de la chirurgie abdominale par exemple, la prise de vues cinématographiques, avec le dispositif habituel, n'a plus les mêmes inconvénients qu'en chirurgie oculaire où tout se passe dans un rayon de quelques centimètres, et où les instruments employés ressemblent plus à ceux d'un bijoutier qu'à ceux d'un chirurgien.

Toutefois une reproduction cinématographique d'une opération intéressant beaucoup les oculistes, bien que ne relevant pas d'eux directement, a été réalisée dernièrement grâce à M. le docteur Martel, ancien chef de Clinique chirurgicale à la Faculté.

Un malade atteint de tumeur cérébrale et présentant le symptôme oculaire capital qui permet de confirmer ce diagnostic : l'œdème de la papille et la stase, devait être soumis à une craniectomie décompressive. Le docteur Martel, qui a imaginé un modèle, aujourd'hui bien connu, de trépan à désembrayage automatique ayant contribué à améliorer considérablement la technique de cette grave intervention, s'entendit avec une maison de cinématographie pour la reproduction, en vues animées, de l'opération qu'il allait pratiquer. Le résultat fut excellent et, sur la demande du professeur de Lapersonne, le docteur Martel ayant bien voulu faire projeter son film à l'Hôtel-Dieu, un grand nombre de médecins et d'élèves de la Clinique ophtalmologique purent constater ainsi tout l'intérêt que présentait la cinématographie dans la reproduction des interventions chirurgicales. Souhaitons qu'un jour vienne bientôt où la plupart des opérations portant directement sur le globe oculaire ou ses annexes puissent se dérouler en vues animées, sur l'écran de projection de nos amphithéâtres, pour le plus grand bien de l'enseignement.

DEUXIÈME PARTIE

PHOTOGRAPHIE DU FOND DE L'ŒIL

Lorsque, grâce à l'invention de l'ophtalmoscope par Helmholtz en 1851, on put enfin examiner l'intérieur de l'œil vivant, apercevoir les lésions de ses membranes profondes, distinguer la papille et la macula, on fut très vite tenté, cela se conçoit, de fixer par la photographie l'image ophtalmoscopique.

Aussi dès 1862 trouvons-nous la trace des premières recherches faites dans ce sens, à une époque où cependant la photographie aussi bien que l'ophtalmoscopie n'existaient encore qu'à un état tout ce qu'il y a de plus rudimentaire. Aussi devons-nous admirer la patience et peut-être même l'audace de ceux qui, avec des instruments si imparfaits et des méthodes encore aussi élémentaires, tentèrent alors la solution de ce problème dont les difficultés sans nombre n'ont pu être complètement surmontées de nos jours, malgré l'excellence de notre instrumentation et la sûreté de nos techniques opératoires.

C'est que les obstacles dont on doit triompher pour obtenir une photographie satisfaisante du fond de l'œil humain sont aussi nombreux que difficiles à surmonter. Avant de les passer en revue, nous nous proposons de rappeler d'abord succintement la constitution du globe oculaire en tant que système optique et de faire un court exposé de la technique ophtalmoscopique.

L'œil humain est constitué par une sphère d'environ 22 millimètres de diamètre. Son diamètre antéro-postérieur est cependant un peu plus grand (25 millimètres environ), parce que la cornée qui constitue la partie antérieure de la coque oculaire appartient à une sphère de plus forte courbure que le reste du globe (15 millimètres de diamètre, en moyenne, au lieu de 22). La cornée ne continue donc pas exactement la courbe de la sclérotique, elle fait saillie et bombe en avant, augmentant le diamètre antéro-postérieur de 2 à 3 millimètres par rapport aux autres diamètres. Elle mesure, en moyenne, 11 millimètres de diamètre à son insertion sur la sclérotique. Son indice de réfraction est de 1,367, son épaisseur de 1 millimètre en moyenne. Elle équivaut à une lentille, de 45ᴰ environ. L'œil renferme une autre lentille, le cristallin, situé derrière l'iris. Il a 9 millimètres environ de diamètre et 5 millimètres d'épaisseur ; son indice de réfraction est de 1,454 ; il équivaut à une lentille de 14 à 16ᴰ. L'iris est une membrane vasculaire présentant en son centre un orifice de diamètre variable jouant le rôle de diaphragme. C'est par cet orifice appelé pupille que les rayons lumineux pénètrent dans l'œil. Entre le cristallin et la cornée, remplissant tout le segment antérieur de l'œil, se trouve d'humeur aqueuse. En arrière du cristallin, remplissant tout le globe oculaire proprement dit, se trouve le corps vitré. Chacun de ces milieux est, à l'état normal, parfaitement homogène et transparent. Leur ensemble constitue un système optique qui, dans l'œil normal, forme nette sur la rétine l'image des objets éloignés.

Par le mécanisme de l'accommodation (variation de courbure et peut-être aussi de réfringence du cristallin) la longueur focale du système optique constitué par l'œil devenant plus courte, les objets rapprochés peuvent eux aussi former une image nette sur la rétine.

En raison du retour inverse, quand les milieux réfringents du globe forment nette sur la rétine l'image des objets situés à l'infini, inversement ils projettent à l'infini l'image du fond de l'œil devant lequel une lentille devra être interposée si l'on veut former l'image à plus courte distance.

L'ophtalmoscope primitivement employé par Helmholtz, était constitué par un certain nombre de lames de verre superposées. Se plaçant en face d'un malade assis à côté d'une lumière, on regardait son œil à travers les lames de verre transparent dont chaque face formait en même temps un miroir réfléchissant une partie des rayons dans l'œil du malade. L'inconvénient était l'éblouissement causé dans l'œil de l'observateur par la grande quantité de rayons passant sans se refléter à travers les lames de verre transparent. On en arriva assez vite à se servir d'un miroir concave et argenté, et par conséquent opaque, percé en son centre d'un trou de 3 ou 4 millimètres à travers lequel on regardait l'œil du malade en dirigeant vers celui-ci les rayons reflétés par le miroir. Comme les rayons provenant du fond d'un œil normal forment (pour les raisons exposées plus haut) l'image de ce fond d'œil à l'infini, on interposait à une faible distance en avant de l'œil observé une lentille de 12 à 15^D qui formait l'image 8 ou 9 centimètres plus loin, et c'est cette image réelle et aérienne qu'on observait à travers le trou de l'ophtalmoscope. Ce dispositif est d'ailleurs encore celui cou-

ramment employé de nos jours concurremment aux ophtal-
moscopes dits à réfraction,

Principales difficultés du problème.

Nous sommes maintenant en mesure d'exposer les principales difficultés que rencontre la photographie intraoculaire, en nous inspirant du tableau qu'en a dressé Dimmer,
l'un de ceux qui sont arrivés, dans cette voie, aux résultats
les plus intéressants.

1° *Petitesse de l'orifice pupillaire.* — La pupille est le seul
orifice par où des rayons lumineux puissent pénétrer dans
l'œil ou en sortir. Nous savons qu'elle est constituée par une
ouverture circulaire ménagée au centre de l'iris et de dimensions variables suivant les sujets et l'intensité lumineuse, mais
mesurant normalement 3 à 4 millimètres de diamètre environ.
La lumière, surtout si elle est intense, en faisant contracter
l'iris, diminue encore ce diamètre.

C'est par ce petit orifice qu'il va falloir, à la fois, faire
pénétrer les rayons destinés à éclairer le fond de l'œil et
laisser sortir ceux qui, en provenant, devront aller former
l'image sur la couche sensible d'une plaque photographique.

2° *Reflets sur les milieux réfringents de l'œil.* — Les
milieux réfringents de l'œil, nous l'avons vu plus haut, possèdent chacun une densité et par conséquent aussi, un indice
de réfraction qui lui est propre et qui varie de l'un à l'autre.

Or, lorsqu'un rayon lumineux passe d'un milieu transparent dans un autre milieu transparent possédant un indice
de réfraction différent, ce rayon se réfléchit en partie sur
leur surface de séparation, et ce reflet sera d'autant plus
intense que l'écart sera plus grand entre les indices de réfraction des deux milieux et que leur surface de séparation
aura été frappée plus obliquement par le rayon incident.

Il faut donc compter, chaque fois que l'on voudra faire pénétrer les rayons d'une source lumineuse quelconque dans un œil humain, qu'il se produira une série de reflets sur la surface antérieure de la cornée, de l'humeur aqueuse, du cristallin et du corps vitré. Le reflet de la surface antérieure de la cornée est de beaucoup le plus intense, car c'est l'air et la cornée qui présentent le plus grand écart entre leur indice de réfraction respectif (1,0002 pour l'air et 1,377 pour la cornée). Tous ceux qui sont au courant de l'examen ophtalmoscopique se rappellent combien, au début, on est gêné par les reflets cornéens, combien on a de peine à faire diriger l'œil du malade de façon qu'ils ne masquent pas complètement l'image de la papille ou de la macula. Ce n'est, en quelque sorte, que par la force de l'habitude qu'on arrive à éliminer ces reflets, à ne plus en tenir compte, à en faire, en quelque sorte, abstraction pour ne plus attacher d'importance qu'aux détails du fond de l'œil examiné. Les reflets qui se produisent sur les autres milieux transparents sont beaucoup moins intenses (ce sont eux qui produisent les images de Purkinge) — mais ils sont loin toutefois d'être complètement négligeables, ainsi que nous le verrons par la suite.

Donc, pour nous résumer, la deuxième difficulté réside dans l'abondance et l'intensité des reflets sur les surfaces limitant les milieux transparents de l'œil. Les rayons réfléchis, dont un observateur arrive, à force d'habitude, à faire partiellement abstraction, contribuent à former sur la plaque sensible où l'on essaye de projeter l'image, beaucoup moins intense, du fond de l'œil, un certain nombre d'images parasites qui masquent plus ou moins complètement les détails de la papille, des vaisseaux, ou de la macula.

3° *Éclairage.* — Nous n'en avons pas fini avec les difficultés d'éclairage du fond de l'œil. Abstraction faite des reflets si gênants sur les milieux réfringents du globe, encore faut-il trouver une source lumineuse suffisamment puissante, mais pourtant qui ne puisse en rien porter préjudice au malade et lui causer, à part un éblouissement passager, des lésions, si minimes soient-elles, des milieux ou des membranes profondes. Or, d'une part, la mobilité extrême du globe oculaire fait qu'on est obligé de prendre la photographie dans un temps extrêmement court si l'on ne veut pas avoir une image floue (et pour faire une photographie instantanée il faudra une source lumineuse très intense, l'arc électrique ou le magnésium), et d'autre part, le risque de causer un préjudice à la vue du malade n'est pas imaginaire, et nous aurons à revenir plus loin sur les lésions que peuvent entraîner l'emploi d'une source lumineuse trop puissante ou d'une exposition trop prolongée.

4° *Mise au point*. — Elle doit être très exacte, comme pour toute photographie, mais ici surgissent deux difficultés spéciales. L'œil étant très mobile, l'image projetée du fond du globe risque fort de se déplacer entre le moment où la mise au point est effectuée et celui où la photographie est prise. De plus, l'œil humain constitue un appareil optique qui contribue forcément aussi bien à la projection de l'image de ses membranes profondes au dehors, qu'à la formation des images des objets extérieurs sur la rétine. L'œil humain, en tant que système optique, participe donc à la formation de l'image du fond du globe sur la plaque photographique. Or, il n'est pas constitué, comme un objectif, d'éléments inertes présentant une courbure définitive et une longueur focale immuable. On sait que le cristallin, par le phénomène de l'accommodation, est capable, soit en modifiant ses courbures, soit en faisant varier sa réfringence, de réaliser une mise au point automatique ou plutôt inconsciente des objets suivant leur distance, du moins dans de certaines limites. Inversement le cristallin, par le même phénomène, fera varier dans une très large mesure le plan de projection de l'image du fond de l'œil. Le malade, même le plus docile, peut, au cours des différentes manipulations, faire des efforts inconscients d'accommodation, qui, en des espaces de temps absolument infimes, feront varier la mise au point dans des proportions considérables.

Nous verrons toutefois que cette difficulté est une de celles dont on peut le plus facilement triompher.

5° *Mobilité de la tête et des yeux.* — La mobilité des yeux est déjà une difficulté assez grande pour que des mouvements conscients ou non de la tête ne viennent pas s'y ajouter. Il faudra donc immobiliser celle-ci le mieux possible.

6° *Couleur du fond de l'œil.* — En raison des vaisseaux qui tapissent la choroïde, vue par transparence à travers la rétine, le fond de l'œil paraît uniformément rouge, sauf la papille qui est normalement d'un blanc rosé et la macula qui est jaunâtre. Or, le rouge est, par excellence, la couleur la moins pourvue de rayons actiniques capables d'impressionner les émulsions sensibles ordinaires.

7° *Courbure du fond de l'œil.* — Le globe oculaire constitue une sphère d'environ 11 millimètres de rayon, comme nous l'avons dit ci-dessus. En admettant même qu'on se contentât de photographier, dans la région de son pôle postérieur, une calotte de 15 millimètres de diamètre seulement, ce qui est d'ailleurs largement suffisant pour avoir, à la fois, la papille et la macula, il y aura 2 millimètres et demi environ de différence de niveau entre les bords de cette calotte et le pôle postérieur. Il paraît donc impossible, au premier abord, d'obtenir sur une surface plane une image également nette d'un segment même aussi petit du fond de l'œil.

Examinons maintenant comment on a tenté de résoudre ces difficultés et quelles solutions plus ou moins satisfaisantes ont été apportées à ce délicat problème.

Constatons tout d'abord, une fois pour toutes, que quelques-uns des obstacles énumérés ci-dessus sont facilement surmontés par des moyens utilisés par tous, et sur lesquels nous n'aurons donc pas à nous étendre à propos de chacune des méthodes imaginées que nous allons avoir à passer en revue.

En premier lieu, la pupille peut être facilement dilatée, et dans une proportion notable, par l'instillation dans l'œil d'une ou deux gouttes d'une solution de certains alcaloïdes comme l'atropine, l'homatropine, la duboisine, etc. — On emploie généralement du sulfate neutre d'atropine en solution à 2 ou 3 p. 1000. Mais le bromhydrate d'homatropine en solution à 1 p. 100 a une action plus prompte et qui a le grand avantage de se prolonger moins longtemps. C'est le cas aussi pour la duboisine. Il y a un gros intérêt à employer un alcaloïde à action de courte durée. En effet, l'instillation de ces substances produit non seulement une dilatation de la pupille qui peut atteindre 8 ou 9 millimètres de diamètre, mais provoque aussi une paralysie de l'accommodation gênante pour le malade dans la vision de près, mais extrêmement précieuse pour l'expérimentateur, puisque l'œil ainsi traité, et dont on se propose de faire la photographie, ne pourra plus, par des efforts inconscients d'accommodation, faire varier la mise au point une fois que celle-ci sera réalisée.

Voici donc deux difficultés facilement aplanies ; la pupille peut être agrandie et immobilisée, son diamètre atteignant

généralement 7 ou 8 millimètres au lieu de 3, et l'accommodation peut être paralysée pendant quelques heures sans
danger pour le malade, à la condition, bien entendu, qu'on
se soit assuré, au préalable, qu'il s'agit d'un œil de tonus
normal, l'instillation de collyres aussi facilement hypertenseurs risquant naturellement de provoquer dans un œil
qui y serait prédisposé, une poussée de glaucome aigu.

Remarquons ensuite que l'obstacle résultant du temps
de pose nécessaire et de l'éclairage suffisamment intense
se trouve, non pas supprimé, mais sensiblement diminué du
fait de la construction d'objectifs extrêmement lumineux.
On peut donc aujourd'hui, avec une source lumineuse beaucoup moins intense qu'autrefois, obtenir des résultats équivalents, ce qui est particulièrement précieux dans le cas qui
nous occupe, où l'on doit avoir la préoccupation constante
de ne pas faire pénétrer dans l'œil du malade des rayons
capables d'entraîner d'autre trouble qu'un éblouissement
passager. Ajoutons d'ailleurs que la lumière du magnésium, utilisée par presque tous les expérimentateurs, paraît
être assez bien tolérée par les malades.

Enfin, ainsi que nous avons eu déjà l'occasion de le
signaler dans le chapitre précédent, on fabrique aujourd'hui
des plaques dont l'émulsion est particulièrement sensible
à la couleur rouge. Autrefois les procédés de sensibilisation
à cette couleur étaient beaucoup plus compliqués et infiniment moins efficaces, et c'était là un obstacle à peu près
insurmontable pour ceux qui tentaient de fixer l'image du
fond de l'œil d'une tonalité presque uniformément rouge
ponceau.

Ceci étant posé, nous n'avons plus qu'à examiner dans
leur ordre chronologique les principales recherches effectuées pour la solution du problème qui nous intéresse, et à

en signaler les points les plus saillants. Nous renonçons à analyser tous les travaux sur la matière, ils sont trop nombreux et beaucoup d'entre eux n'ont malheureusement pas donné de résultat appréciable.

Dispositif de Noyes. — M. Noyes, de New-York, a construit en 1862 (1) un appareil pour la photographie du fond de l'œil, et, ainsi que cela se produit toujours au début d'une invention, il utilisa un dispositif existant déjà. Il était logique, en effet, qu'on se plaçât tout d'abord pour photographier le fond de l'œil, dans des conditions identiques à celles où l'on se met pour l'examiner. L'ophtalmoscope était encore d'invention récente mais il avait réalisé un progrès considérable : la possibilité de voir le fond de l'œil humain. Il était logique de considérer qu'en remplaçant l'œil de l'observateur par un appareil photographique, l'image du fond de l'œil se formerait sur la plaque sensible comme elle s'était formée sur la rétine de l'observateur. Le premier appareil pour la photographie du fond de l'œil fut donc un ophtalmoscope où l'œil qui regarde était remplacé par l'appareil qui enregistre. Et assez curieusement, ce premier essai, à une époque où les difficultés techniques et opératoires étaient si grandes, ne fut pas un échec absolu. Noyes obtint des clichés représentant très imparfaitement les vaisseaux rétiniens de l'œil du lapin. Il abandonna toutefois ses expériences, considérant comme insurmontables les obstacles suivants :

1° La lenteur des plaques photographiques et leur absence presque complète de sensibilité au rouge (à cette époque).

2° L'oblitération presque absolue de l'image de la macula et de la papille par les reflets cornéens.

(1) *Revue générale d'ophtalmologie*, 28 février 1885, p. 92.

Il voulut obvier à ce dernier inconvénient en polarisant la lumière avant de la laisser pénétrer dans l'œil et il construisit un dispositif à cet effet, mais il en résulta seulement une réduction de l'intensité lumineuse, les reflets persistant toujours.

3° Le dernier obstacle était la difficulté de tenir l'œil immobile.

A la même époque, le docteur Sinclair, de Toronto (Canada), poursuivit les mêmes expériences et dut les abandonner pour les mêmes raisons que Noyes.

En 1864, Rosebrugh construisit un appareil qui devait rendre possible la photographie de la paroi de la chambre postérieure de l'œil. L'éclairage était fourni par la lumière solaire, mais les reflets sur la cornée l'empêchèrent d'obtenir aucune image.

Dispositif de Dor. — En 1884, M. Dor exposa au Congrès de Copenhague (1) des épreuves photographiques de l'image ophtalmoscopique faites avec un appareil de son invention. Cet appareil se compose d'un photophore de Trouvé, d'une glace sans tain placée à 45° dans une chambre carrée et obscure qui renvoie la lumière dans l'œil appuyé contre une ouverture de la boîte contenant les différents organes de l'appareil. Le côté opposé de la chambre obscure porte, derrière la glace, la lentille convexe destinée à former l'image, puis deux tubes glissant l'un dans l'autre, à l'extrémité desquels se trouve le verre dépoli. Quand on veut photographier, on remplace ce verre dépoli par un double châssis qui glisse dans une rainure, de telle sorte que la plaque sensible prend absolument la place du verre

(1) Compte rendu des travaux de la section d'ophtalmologie du Congrès de Copenhague, 1884, p. 33.

dépoli. Les photographies présentées, dont quatre sur l'œil artificiel de Perrin, deux sur le chat chloroformé et deux sur le lapin, étaient encore très imparfaites, mais suffisantes pour faire espérer dans la suite un résultat plus satisfaisant.

Dispositif de Howe. — L. Howe, de Buffalo, imagina à la même époque, un appareil qui permit d'obtenir d'assez bonnes images du fond de l'œil humain, préalablement cocaïnisé. Toutefois le temps de pose était de 15 secondes, ce qui rendait le dispositif pratiquement à peu près inutilisable, en l'absence de tout moyen de fixation du globe oculaire. De plus, les clichés obtenus étaient extrémement petits et leur agrandissement était toujours nécessaire.

Le docteur Howe fut l'un des premiers à profiter de la découverte des plaques orthochromatiques, et à la Société ophtalmologique du Royaume-Uni (1), il montra en 1888 des épreuves photographiques du fond de l'œil humain sur lesquelles les détails de cette image étaient parfaitement visibles, et où il était même facile de distinguer les deux ordres de vaisseaux : veines et artères.

Toutefois l'appareil était encore beaucoup trop compliqué pour les besoins d'une clinique.

Appareil de Elmer Barr. — C'est encore un essai réalisé avec un ophtalmoscope ordinaire qu'exécuta M. Elmer Barr, de Buffalo, en 1887 (2). Il obtint une bonne sensibilisation à la couleur rouge en trempant lui-même des plaques ordinaires pendant une minute dans une solution d'erythrosine.

L'appareil dont il se servait était une simple modification de l'ophtalmoscope à démonstration de Carter. Comme

---

(1) Société ophtalmologique du Royaume-Uni. Séance du 26 janvier 1888, d'après le *British medical Journal* du 4 février 1888.

(2) *The American Journal of Ophtalmology*, July 1887, p. 181.

source lumineuse, il utilisait un bec de gaz Argand, avec interposition d'une cuve à eau, pour éviter l'échauffement. Il employait un réflecteur d'environ 7 *inches* (1) de foyer, pourvu d'une ouverture centrale de 1 *inch* de diamètre, le tout placé à 24 *inches* de l'œil à photographier.

A environ 2 *inches* au-devant de cet œil était placée une lentille destinée à la fois à concentrer les rayons provenant de la source lumineuse et à former une image aerienne du fond de l'œil.

Derrière l'ouverture du miroir de l'ophtalmoscope se trouvait la chambre noire proprement dite, consistant en un tube de métal portant une lentille et glissant à l'intérieur d'un autre tube terminé à l'autre bout par un châssis contenant la plaque. La mise au point se faisait en glissant en avant ou en arrière le tube muni de la lentille. Le temps de pose était d'environ 6 à 10 secondes avec un objectif de 3 *inches* de foyer. L'image était si petite qu'il fallait l'agrandir. Ce dispositif ressemble beaucoup à celui de Dor.

Appareil de Cohn. — Cohn, en 1888, reconnaissait que depuis 23 ans il essayait de photographier le nerf optique vivant (2). Mais la mobilité de l'œil, les reflets cornéens, l'absorption de la lumière par les miroirs et lentilles interposés, la mise au point trop délicate du fond de l'œil, constituaient, dit-il, autant de difficultés à vaincre et il n'obtint de résultat satisfaisant que sur l'œil artificiel de Perrin.

Il réalisa toutefois, en 1889, un progrès assez sérieux en imaginant un dispositif qui permettait de prendre la photographie au moment même où l'on voyait l'image du fond de l'œil se former nette sur le verre dépoli.

---

(1) L'*inch* mesure anglaise = 0 m. 02540.
(2) *Centralblatt für praktische Augenheilkunde*, 1888, pp. 65 à 67.

Pour éviter le déplacement fatal de l'objet après la mise au point pendant la substitution de la plaque au verre dépoli, il construisit une chambre à rhomboèdres disposée de telle sorte que l'objectif reproduit deux images égales de l'objet sur deux verres dépolis placés dans une chambre divisée en deux parties par une séparation longitudinale. Ce dispositif ressemble à celui de l'ophtalmoscope binoculaire.

Pour reproduire le nerf optique, on met d'abord le miroir ophtalmoscopique devant l'objectif, puis un châssis contenant une plaque à la place d'un des verres dépolis et on ouvre le rideau du châssis. On peut alors, au moyen du même objectif, obtenir une image nette du nerf optique sur l'autre verre dépoli. Dès que cette mise au point est obtenue, on peut prendre instantanément la photographie par l'allumage de la poudre de magnésium. Au lieu de deux verres rhomboédriques, on pourrait obtenir le même effet en employant quatre prismes rectangulaires à réflexion totale ou quatre miroirs plans, placés dans le sens des surfaces de réflexion des prismes (1).

Procédé de Fick. — Deux ans plus tard, M. Fick, de Zurich communiquait à la Société de Heidelberg le résultat de ses expériences sur ce sujet.

Il fut le premier à essayer vraiment de supprimer d'une façon effective les reflets si gênants qui se produisent sur la cornée (2). Jusqu'ici, en effet, on ne s'était efforcé d'éliminer ceux-ci qu'en faisant diriger l'œil du malade dans le sens le plus favorable ; aussi le reflet qu'on avait cru éliminer venait-il le plus souvent masquer la plus grande partie de l'image. De plus, Fick fut le premier à comprendre tous

---

(1) *Archives d'ophtalmologie*, novembre-décembre 1889.
(2) *Bericht über die Ophtalmologishe Gesellschaft*. Heidelberg, 1891.

les avantages qu'il y avait à photographier l'image droite, c'est-à-dire, à recevoir directement sur la plaque la première image formée par l'œil et la lentille (ou l'objectif) disposé au-devant de celui-ci, tandis que jusqu'alors on avait photographié l'image renversée, c'est-à-dire qu'on avait laissé cette première image, image réelle, se former dans l'espace, toujours par l'interposition d'une lentille convexe au-devant de l'œil, et c'est seulement cette image que l'on photographiait, au moyen d'un second objectif, qui la projetait et la formait à nouveau (en la renversant) sur la plaque photographique. Cette complication était bien inutile, mais on comprend qu'on n'ait pas songé à l'éliminer tout d'abord, car en regardant avec un ophtalmoscope ordinaire le fond de l'œil d'un malade, on regarde l'image renversée de ce fond d'œil, c'est-à-dire qu'on laisse cette image se former une première fois dans l'espace et que c'est l'œil de l'observateur qui la reprend et la projette sur sa rétine.

Fick eut surtout le mérite de se rendre compte que la difficulté éprouvée à éliminer les reflets de la source lumineuse était due à la forte courbure de la cornée. En effet, une expérience très simple permet de le démontrer. Supposons que, dans une pièce obscure, on place une bougie occupant une position quelconque par rapport à un observateur tenant à la main un petit miroir plan de 12 millimètres environ de diamètre. Il est bien évident que pour une même position respective de l'observateur et de la bougie, il n'y aura qu'une seule position du miroir plan permettant aux rayons issus de la source lumineuse de se réfléchir sur le miroir plan vers l'œil de l'observateur. Cette position une fois trouvée, si l'on incline le miroir en avant, en bas, à droite ou à gauche, l'angle d'incidence des rayons tombant sur le miroir étant modifié, leur angle de réflexion sera modifié également et l'observateur verra très vite la bougie sortir du champ du miroir. Il y aura donc une seule position respective de la bougie, du miroir et de l'observateur, permettant le reflet de la lumière vers son œil. Il y en aura, au contraire, une infinité où ce reflet ne sera pas visible. Supposons maintenant que le miroir plan soit remplacé par une petite sphère de verre ou de métal poli de 12 millimètres de diamètre. Quelle que soit la position respective de la bougie, de la sphère et de l'observateur, celui-ci verra le reflet de la flamme en un point quelconque du miroir sphérique, et les déplacements de la bougie ou de l'observateur n'auront pour effet que de faire varier le point de la sphère où le reflet se produira, sans faire disparaître celui-ci. Cela tient à ce que la surface d'une sphère peut être considérée comme formée d'une infinité de plans contigus représentant toutes les directions de l'espace. Il y aura donc toujours, quelle que soit la position respective de la bougie et de l'observateur, un plan (c'est-à-dire un point de la sphère) placé dans la direction voulue pour réfléchir les rayons vers son œil.

En reportant notre expérience à un dispositif pour la photographie du fond de l'œil consistant essentiellement en une source lumineuse remplaçant la bougie et un objectif remplaçant l'œil de l'observateur, on peut aisément en conclure que la cornée étant sphérique, il sera matériellement impossible d'empêcher un reflet de se produire à sa surface vers l'objectif (et par conséquent aussi vers la plaque), tandis que si elle était plane, il suffirait d'éliminer la seule position de la cornée pouvant provoquer vers l'objectif un reflet des rayons pour supprimer complètement celui-ci.

Fick eut donc l'idée ingénieuse d'appliquer sur l'œil du

malade un verre de contact dont l'une des surfaces était courbe et épousait exactement la forme de la cornée, et dont l'autre, celle tournée vers l'objectif, était rigoureusement plane.

Il y avait toutefois un point faible à la théorie de Fick. Son procédé eût été excellent si le verre de contact appliqué sur l'œil avait eu un pouvoir réfringent sensiblement égal à celui de la cornée, car alors, au point de vue optique, la surface de séparation entre ces deux milieux transparents eût été pratiquements abolie et avec elle la possibilité de tout reflet des rayons lumineux passant de l'un dans l'autre milieu. Or il n'en était pas ainsi, le verre de contact était en crown dont l'indice de réfraction est 1,534, tandis que celui de la cornée est 1,367. En appliquant son verre de contact, Fick ne supprimait donc pas le reflet sur la cornée et il ajoutait celui, toujours possible, sur la face antérieure du verre.

Toutefois cette dernière surface étant plane, nous savons que ce reflet était très facile à éliminer, et d'autre part, il faut reconnaître que l'interposition de la surface courbe du verre en contact avec la cornée atténuait sensiblement le reflet sur cette surface, la différence entre la réfringence du crown et celle de la cornée étant beaucoup plus faible que celle existant entre ce dernier et l'air atmosphérique.

L'élimination de la courbure de la cornée réalisée par le verre de contact de Fick avait un autre avantage. La lentille convexe que constitue normalement la cornée étant supprimée, la partie du fond de l'œil qui pouvait être embrassée par l'image photographique était sensiblement plus importante.

Méthode de Gerloff. — La même année, Oswalt Gerloff

proposait une solution qui ne manquait pas d'analogie avec la précédente (1). Lui aussi s'attaquait surtout à diminuer les reflets sur la cornée et à augmenter la surface de l'image du fond de l'œil à reproduire, et lui aussi songea pour y arriver à neutraliser la courbure de la cornée. Mais tandis que Fick appliquait dans ce but un verre de contact sur l'œil du malade, Gerloff proposait de recouvrir celui-ci d'une cuve à eau dans laquelle baignerait la cornée et fermée, en avant, par un verre plan.

Cette méthode présente un avantage sur la précédente. L'eau salée dans laquelle baignait l'œil du malade possède un indice de réfraction beaucoup plus voisin de celui de la cornée que le crown qui formait le verre de contact de Fick. Mais elle a le gros inconvénient d'être d'un maniement vraiment bien délicat, le liquide risquant de s'écouler au cours de l'expérience, en raison de la difficulté qu'il y a à rendre étanche une cuve dont l'une des parois est constituée par un œil vivant!

Gerloff fit aussi des recherches sur la source lumineuse la plus convenable. Il employa d'abord la lumière du zircon qui donne une intensité de 250 bougies, puis la lumière du magnésium dans une lampe Ney donnant environ 1.600 bougies. Finalement il employa la lumière du magnésium, préconisé par Gaediche-Miethe, donnant une intensité chimique pouvant aller jusqu'à 2.500 bougies, et cela sans provoquer de troubles de l'œil normal.

Voici la description de l'expérience. L'œil gauche du sujet fut atropinisé et cocaïnisé, puis la cuve à eau fut appliquée contre l'orbite et maintenue par des liens de caoutchouc

---

(1) OSWALT GERLOFF, Ueber die Photographie des Augenhintergrunden. *Klinische Monatsblätter für Augenheilkunde*, 1891, t. XXIX, p. 397.

passés autour de la tête. Elle était remplie d'une solution de sérum physiologique tiède. Le menton était soutenu par un appui fixe et on immobilisait la tête en faisant mordre le patient dans un gâteau de cire ramolli par la chaleur. L'œil droit regardait une bougie située à l'autre bout de la pièce. Comme réflecteur de lumière on se servait d'un miroir à larynx qui pouvait être incliné dans la direction voulue. L'objectif (un Darlot à court foyer) était situé derrière le trou du laryngoscope. Pour obtenir une image convenable sur le verre dépoli, on déplaçait la bougie fixée par l'œil droit, ce qui, par les mouvements synergiques inconscients existant entre les deux yeux, faisait mouvoir également l'œil gauche baignant dans la cuve à eau. La bougie était ainsi déplacée dans toutes les directions jusqu'à ce que l'image de la papille gauche se formât nettement sur le verre dépoli à l'endroit désiré. La photographie était prise avec un temps de pose variable suivant la source lumineuse : une demi-minute avec la lumière du zircon, un quart de minute avec la lampe à magnésium de Ney. Enfin la poudre fulminante (magnésium et chorate de potassium à parties égales) permettait, à la dose de 1 demi-gramme à 1 gramme de poudre sur un coton qu'on enflammait au moment de l'ouverture de la chambre, de prendre des photographies instantanées.

Le reflet sur la paroi antérieure, plane, de la chambre à eau, était facilement éliminé (pour les raisons exposées ci-dessus) par une légère rotation latérale de la tête.

Les résultats étaient loin d'être toujours satisfaisants. Lorsqu'on était arrivé à supprimer les reflets et qu'on avait obtenu sur le verre dépoli l'image de la papille et des vaisseaux, cette image apparaissait le plus souvent très faible sur la plaque et presque toujours mal délimitée. Le plus fréquent insuccès au début tenait à ce que la tête était mal fixée et les yeux insuffisamment immobilisés. En employant toutefois la poudre fulminante dont l'éclair est instantané, cette difficulté disparaissait. Pourquoi, même dans ces conditions, la pose ne réussissait-elle pas régulièrement, l'auteur ne put jamais l'éclaircir.

Les plaques employées étaient les chromo-plaques de Gaediche, d'Obemetter et de Perutz. Elles étaient, naturellement, ayant une certaine sensibilité pour le rouge, développées d'abord dans l'obscurité complète. Ce n'était qu'à la fin du développement, quand elles avaient perdu presque toute sensibilité, qu'on observait la venue de l'image à une lumière rouge très faible. Les épreuves le mieux réussies ont donné des images du fond de l'œil dont la surface nette était égale à trois diamètres papillaires environ. Pour les yeux hypermétropes, le champ était plus étendu et il atteignait son maximum pour les yeux aphakes.

Dans la séance du 17 octobre 1891 de la Société physiologique de Berlin, Dubois-Reymond (1) présenta une photographie de la rétine qui fut admirée. Elle avait été obtenue par Gerloff à Göttingue avec le dispositif que nous venons de signaler. D'après les analyses des journaux d'ophtalmologie, ce résultat était le meilleur obtenu jusqu'à ce jour. La photographie, contenue dans un cercle de 9 millimètres de diamètre, était entourée par l'image diffuse de l'iris.

Procédé de Guilloz. — En 1893, Th. Guilloz, de Nancy, obtint des résultats assez satisfaisants en supprimant l'usage du miroir réflecteur. Il fut donc le premier à ne pas utiliser l'ophtalmoscope pour la photographie du fond de l'œil. La méthode consiste essentiellement à disposer la source lumineuse à côté d'un appareil photographique ordinaire. C'était

---

(1) *Centralblatt für Augenheilkunden*, octobre 1891.

une lampe à gaz cylindrique qui servait pour la mise au point, et un dispositif spécial adapté à cette lampe permettait de la transformer en brûleur de magnésium. Ce sont là les deux originalités du procédé. Voici d'ailleurs la description détaillée que Guilloz en donnait dans une revue ophtalmologique de l'époque (1) :

« Notre dispositif comprend une loupe, une lampe et l'appareil photographique. »

« La *loupe* est une lentille de 15 à 20ᴰ prise dans une boite d'oculistique. Elle est fixée par sa monture entre les mors des pinces d'un support permettant de l'amener dans toutes les directions. »

« La *lampe* est une lampe à gaz ordinaire dont le verre a été remplacé par une cheminée de tôle percée de deux ouvertures dont les axes sont perpendiculaires. Toutes deux sont munies d'un rebord cylindrique. Sur celui de la plus large, qui a trois centimètres de diamètre, on place par simple emboîtement un tube contenant à son extrémité une lentille de 18ᴰ. Le foyer de cette lentille occupe la position de la flamme. Elle est protégée, par un disque de verre plan de même diamètre et qui lui est juxtaposé, contre le produit de combustion du mélange magnésique projeté automatiquement dans la flamme au moment voulu. »

« Sur l'autre rebord de 25 millimètres, on fait entrer à frottement dur un petit instrument que je nommerai pistolet à magnésium : Une tige carrée glisse dans une ouverture semblable ménagée à la base d'un cylindre dont l'autre extrémité libre et non fermée permettra d'adapter l'instrument à la lampe. Cette tige est terminée dans le cylindre par une cuiller et à son autre extrémité taraudée peut se déplacer

(1) *Archives d'ophtalmologie*, août 1893, p. 465.

un écrou qui limite les excursions de la tige dans le cylindre. Un ressort à boudin placé dans le pistolet, concentriquement à la tige, appuie par ses extrémités contre la paroi postérieure de l'instrument et contre la cuiller dont le bout postérieur est vertical. Pour armer le pistolet on tire sur l'extrémité postérieure de la tige ; le ressort à boudin se comprime et un levier mobile vient de son propre poids engager le crochet terminant une de ses extrémités, dans une petite encoche ménagée dans la partie inférieure de la tige. Une ouverture se trouve dans la paroi supérieure du cylindre, au niveau de la position où s'arrête la cuiller. Elle permet d'introduire dans la cuiller de 0 gr. 20 à 0 gr. 30 d'un mélange de magnésium et de chlorate de potasse préalablement desséché. Au moment où l'on prend le cliché, une poire en caoutchouc adaptée à l'appareil photographique est automatiquement comprimée ; cette action soulève un petit piston qui, agissant sur l'autre extrémité du levier dont il vient d'être question, opère le déclanchement. Le mélange magnésique se trouve projeté dans la flamme. Ce mélange est formé d'une partie de chlorate de potasse et de deux parties de magnésium en poudre. Il existe dans le commerce une poudre de magnésium impalpable, nous n'en conseillons pas l'emploi car sa combustion est si rapide qu'elle se produit avant qu'une portion même minime du mélange puisse arriver au centre de la flamme. »

« La combustion est si prompte que l'œil n'a pas le temps de bouger. L'obturateur à instantané est donc supprimé ; il est remplacé par l'instantanéité de la lumière. »

« Après chaque éclair magnésique, il convient de retirer le tube à l'intérieur duquel se trouve la lentille et de nettoyer le verre plan qui a servi à la protéger. »

« *Appareil photographique.* — J'ai modifié l'appareil photo-

graphique afin de pouvoir tirer immédiatement après avoir
mis au point. A la partie postérieure d'une chambre photographique à soufflet, j'ai annexé au moyen de crochets une
caisse dépourvue de paroi antérieure. La paroi supérieure
est munie d'un verre dépoli et la partie postérieure est disposée comme celle de la chambre, pour y placer les châssis.
Un miroir étamé bien plan, mobile autour d'un axe horizontal situé près de sa partie supérieure, occupe la position
du plan bisecteur de l'angle formé par le verre dépoli et la
glace sensible du châssis. Il repose ainsi par son propre
poids sur un petit cadre rectangulaire incliné à 45° dans la
caisse et joue le rôle d'obturateur, empêchant les rayons
d'arriver sur la glace sensible qui est mise à découvert. Les
rayons concourant à former l'image fournie par l'objectif,
sont réfléchis par la glace. Réglant le tirage de manière à
avoir une image nette sur le verre dépoli, cette image se
formera encore nettement sur la plaque sensible lorsqu'on
relèvera le miroir en agissant sur les manettes fixées aux
extrémités de son axe de rotation. Lorsque le miroir sera
complètement relevé, une manette comprimera la poire en
caoutchouc et le pistolet à magnésium partira. On laissera
retomber le miroir aussitôt la plaque impressionnée. »

« L'éclairage employé pour la mise au point est celui de la
lampe à gaz ; l'image se formant sur la plaque de verre
dépoli n'est donc pas des plus intenses. Il convient donc
d'employer pour la recevoir un verre dépoli à grain très fin
ou d'huiler légèrement la face dépolie si le grain est un peu
gros. On peut aussi, à l'exemple de certains micrographes,
remplacer le verre dépoli par une lame de verre ordinaire.
Sur la surface correspondant au dépoli on trace à l'encre ou
au diamant une série de traits très fins. On met au point à
la loupe ; l'image est dans le plan des traits, lorsque dé-

plaçant d'un mouvement brusque soit l'œil, soit la loupe, l'image et les traits ne subissent l'un par rapport à l'autre aucun déplacement parallactique. »

« Les miroirs étamés donnent lieu à des images multiples mais une seule est visible, les autres ne nuisant guère à sa netteté. On peut donc s'épargner l'argenture de la face antérieure d'un verre, opération longue, pénible et difficile à bien réussir sur de grandes surfaces. »

« Je n'ai employé dans mes expériences que des plaques *Lumière* ordinaires. »

« Pour quelques photographies j'ai fait usage d'un objectif Zeiss. »

« Les autres ont été prises avec un objectif Hermagis ».

« J'ai développé à l'iconogène, protégeant le cliché de la lumière rouge en recouvrant la cuvette lorsque je n'examinais pas le développement. Somme toute, je n'ai guère pris plus de précautions pour soustraire le cliché à l'action des rayons rouges qu'on n'en observe dans le développement des instantanés. »

« *Modus operandi.* — On dilate la pupille du sujet. Si cette dilatation n'a d'autre objet que la prise de la photographie, elle doit être aussi fugace que possible. Poursuivant certaines recherches ophtalmoscopiques depuis le mois de mai 1892, j'ai dû assez souvent me dilater la pupille. Je recherchai donc à ce moment l'emploi d'un mydriatique puissant, mais dont l'action ne m'incommodât pas trop longtemps. Pour ce dernier motif, je laissai de côté l'atropine et la duboisine et je m'adressai tout d'abord à un collyre au chlorhydrate de cocaïne à 1/50. Il me réussit assez bien les premières fois que je l'employai, puis son action devint de moins en moins prononcée. J'eus recours alors à une solution de chlorhydrate d'homatropine à 1 p. 100, puis j'eus l'idée d'utiliser un collyre mélangé des deux précédents. »

« J'observai qu'avec ce dernier collyre, la dilatation pupillaire arrivait plus rapidement à son maximum d'intensité, était plus complète mais aussi plus fugace qu'en employant l'un ou l'autre des collyres composants. Berger a communiqué des faits du même genre à la Société de biologie, le 21 janvier 1893 ; celui que j'ai observé les confirme donc dans une certaine mesure. »

« Dans mes expériences j'ai pris comme appui-tête celui de l'ophtalmomètre de Javal. Le sujet y prend place comme dans la détermination de l'astigmatisme cornéen. L'appareil photographique est écarté ; le système éclairant envoie de la lumière sur l'œil observé et la lentille est amenée au-devant de lui de telle sorte que le foyer occupe à peu près la position du plan pupillaire. Puis la lampe et la loupe sont légèrement déplacées jusqu'à ce que l'œil de l'observateur placé en arrière du système éclairant voie l'I. R. Le réglage est des plus faciles à faire, la pupille du patient étant dilatée ; on le fait en évitant le plus possible les reflets. »

« Pour photographier la région de la papille on fait diriger le regard du sujet comme dans l'examen ophtalmoscopique à l'I. R. Une certaine latitude est permise dans la direction de l'œil observé, ce qui n'arriverait pas si l'on photographiait à l'I. Dr. Je n'ai jamais rien fait fixer par l'œil non soumis à l'expérience, je le recouvrais même comme dans l'examen ophtalmométrique. Le malade n'obéissait qu'aux ordres qu'on lui donnait en lui disant de regarder un peu en haut, en bas, etc. Une fois la bonne direction du regard obtenue et la production de l'image faite sans reflets ou avec des reflets rejetés à la périphérie, l'opérateur amène rapidement l'appareil photographique dans une position telle que

l'objectif occupe la position que son œil avait pendant le réglage. La mise au point est exécutée et l'on connaît la suite
des manœuvres : Les manettes commandant le miroir sont sou-
levées, la poire commandant la décharge du pistolet est comprimée, l'éclair magnésique se produit et on laisse retomber
le miroir. Les photographies sont nettes ; la plaque n'est
impressionnée qu'au moment de l'éclair, et pendant les quelques secondes qu'elle reste soumise aux rayons de la lampe
à gaz ordinaire l'action de celle-ci est nulle. »

« Toutes ces opérations, lorsqu'on a acquis l'habileté et la
pratique suffisantes, s'effectuent très rapidement. Si pendant que l'on met au point on veut rectifier le champ de
l'image, amener par exemple en son centre une partie
située à la périphérie, on invite le patient à diriger convenablement l'œil. On se souviendra que sur la plaque de
verre dépoli se trouve une image droite du fond de l'œil car
celle-ci a été doublement renversée : une première fois par
la lentille servant à l'examen, une seconde fois par l'objectif.
Si donc le patient déplace le regard de sa gauche à sa droite,
l'image se déplacera de gauche à droite par rapport à l'observateur. »

« Je juge donc inutile tout appareil de contention pour la
tête et pour l'œil. Si cependant, la bonne direction du regard
étant obtenue, on désirait un moyen mécanique pour la
maintenir, je n'hésiterais pas à recommander le suivant
malgré que je ne l'aie pas appliqué dans les recherches dont
il est question ici. »

« Un aide, ou le patient lui-même s'il est intelligent, fixe
entre deux doigts le globe oculaire non soumis à l'expérience. La synergie des muscles des deux yeux empêche un
globe de se mouvoir sans l'autre et si l'on pouvait en fixer
un solidement, l'autre resterait immobile. Si l'œil libre vient

à bouger, ce qui lui sera assez difficile, l'aide ou le patient en seront avertis par le roulement de l'autre entre les doigts où il ne peut demeurer absolument captif. »

« Les reflets ophtalmoscopiques et la manière dont l'œil supporte l'éclair magnésique sont deux questions importantes qui nous arrêteront un instant. »

« *Des reflets ophtalmoscopiques*. — Ce sont les reflets qui ont empêché d'arriver à des résultats dans la photographie oculaire. On doit les faire disparaître ou tout au moins les rejeter à la périphérie de l'image. L'examen à l'image renversée donne aussi des reflets sur la lentille servant à produire l'image ; telle est peut-être la cause qui a détourné les investigations photographiques de l'I. R. »

« Le système éclairant envoie sur la lentille servant à l'examen un faisceau de rayons parallèles. Si ces rayons émanaient d'un seul point lumineux situé dans la lampe au foyer de la lentille, les deux reflets produits l'un par la face antérieure, l'autre par la face postérieure seraient constitués par deux images punctiformes. Mais il n'en est pas ainsi et les rayons, qui, émanant de la lentille éclairante, tombent sur la lentille d'examen, ont toutes les directions intermédiaires aux deux directions obtenues en joignant dans les différents méridiens le point supérieur de la section d'une des lentilles au point inférieur de l'autre et réciproquement. Les reflets lenticulaires ont donc une certaine dimension. La considération que nous venons de faire montre qu'ils sont circulaires. En inclinant la lentille on les fait sortir du champ de l'image rétinienne ou tout au moins on les rejette aisément à la périphérie. Il importait de s'assurer que l'obliquité de la lentille ne donnait pas d'image astigmate, en d'autres termes ne modifiait pas sensiblement la forme de l'image rétinienne. J'ai photographié un fond de l'œil arti-

ficiel de Perrin en inclinant la loupe de manière à rejeter
hors du champ de l'image les reflets lenticulaires. La com-
paraison de cette épreuve avec celle obtenue en photographiant directement le dessin sorti de l'œil artificiel et présenté normalement devant l'objectif, suffit à montrer que la
déformation astigmatique n'est pas à craindre. Les vaisseaux
sont en effet aussi nets dans tous les sens, et si la papille
est elliptique dans la photographie de l'I. R. du fond de l'œil
artificiel, c'est qu'elle l'est aussi sur le fond de l'œil lui-
même. On peut donc, à la rigueur, incliner la loupe jusqu'à
évanouissement complet des reflets lenticulaires ; mais il
suffit de les rejeter à la périphérie, car ils sont si faciles à
distinguer qu'ils ne peuvent gêner l'oculiste pour l'interprétation des photographies. »

« La difficulté résultant des reflets de la cornée est plus
délicate à résoudre. Ces reflets sont constitués par les rayons
éclairants qui, tombant sur la surface cornéenne, sont réfléchis par celle-ci et viennent, après réfraction à travers la
lentille, tomber dans l'objectif. La cornée réfléchit ces rayons
suivant les lois connues, la proportion de lumière réfléchie
variant avec l'incidence. Pour une position déterminée prise
par l'observateur, celui-ci fait disparaître les reflets cornéens
en déplaçant latéralement la lentille. L'inclinaison qu'on lui
a donnée pour éloigner les reflets lenticulaires favorise le
rejet des reflets cornéens. »

« Lorsque le réglage est effectué, l'image réelle, formée par
les rayons éclairants réfractés par la lentille, est située au
voisinage du limbe scléro-cornéen. La majeure partie des
rayons qui contribuent à la fournir pénètre dans l'œil et leur
image diffuse éclaire une partie de la rétine supérieure à
celle constituant le champ d'observation. L'autre partie est
réfléchie par la cornée, une portion des rayons réfléchis tombe

sur la loupe, s'y réfracte et fournit les reflets. Il existe un champ des reflets tout comme il existe un champ d'observation pour l'image. Si tout l'objectif est situé dans le dernier sans l'être dans le premier on n'aura pas de reflet sur l'image photographique. Mais lorsque l'objectif empiète un peu dans le champ des reflets il se produit sur l'épreuve photographique un reflet périphérique. »

« Je ne fais qu'effleurer cette question des reflets cornéens, me réservant d'en faire bientôt une étude analytique. »

« *L'œil soumis à la photographie supporte bien l'éclair magnésique*. — Lorsque j'ai commencé ces recherches j'étais préoccupé de l'intensité lumineuse maximum que l'œil peut supporter sans danger. Je me suis d'abord soumis moi-même, après dilatation pupillaire et dans les conditions où se prend la photographie, à la lumière donnée par mon dispositif éclairant. Aussitôt après l'éclair magnésique je pouvais continuer une lecture. Les myopes sur lesquels j'expérimentai ensuite purent le faire de même ; ils m'affirmèrent qu'ils étaient moins incommodés par la lueur de l'éclair comme patients que comme spectateurs. »

« La raison en est bien simple : dans le premier cas l'éclairement se répartit sur la rétine d'une façon diffuse. Dans le second cas les images rétiniennes des objets illuminés par l'éclair se forment nettement sur la rétine ; l'éclairement par unité de surface peut donc être plus grand que dans le premier cas. »

« Ainsi donc, en me basant sur le petit nombre de mes expériences, je crois que si un malade peut supporter sans danger la vue d'un éclair magnésique, on peut, sans crainte, soumettre son œil à la photographie. »

Deux ans plus tard, l'auteur apportait divers perfectionnements (1) à sa méthode portant surtout sur l'appareil d'éclairage et sur un procédé automatique de mise au point quand l'œil à photographier jouissait d'une acuité visuelle suffisante (2).

Les résultats obtenus par Guilloz peuvent être considérés comme satisfaisants, étant donné la simplicité du matériel utilisé par lui.

Dispositif de Dimmer. — Avec les recherches de Dimmer, en 1901, nous arrivons à une solution nouvelle et très importante du problème, surtout en ce qui concerne le moyen d'éviter les reflets sur la cornée. Jusqu'ici on tournait, ou plutôt on essayait de tourner la difficulté soit en faisant diriger l'œil dans le sens le plus favorable, soit en appliquant sur lui un verre de contact ou une cuve à eau dont la surface antérieure, plane, remplaçait avantageusement, comme nous l'avons expliqué, la surface courbe de la cornée. Tous ces moyens n'étaient que des palliatifs insuffisants.

Dimmer, de Gratz, appliqua le premier avec succès un dispositif qui avait toutefois été conçu par un Français, M. Bagnéris, de Nancy, plus de 10 ans auparavant, et également préconisé en 1896 par Thorner qui, nous le verrons plus loin, a construit depuis l'appareil ayant donné jusqu'à ce jour les meilleures photographies du fond de l'œil.

Le principe en est le suivant :

Au lieu d'éclairer l'œil par la totalité de l'orifice pupillaire, mieux vaut ne sacrifier qu'une certaine portion de cet orifice (et par conséquent aussi de la cornée) pour faire pénétrer dans l'œil les rayons lumineux et utiliser tout le reste de la pupille et de la surface cornéenne correspondante exempte

(1) *Bulletin de la Société française d'ophtalmologie*, 1895, t. XIII, p. 489.
(2) *Revue médicale de l'Est*, mai 1895.

de reflet, pour la sortie des rayons qui, provenant du fond de l'œil, devront aller en former l'image sur la plaque photographique (fig. 4).

La pupille et la cornée sont donc ainsi artificiellement divisées en deux secteurs. L'un fortement éclairé, l'autre ne recevant aucun rayon de la source lumineuse, mais laissant passer librement ceux provenant du fond de l'œil.

Dans le premier secteur, on le conçoit aisément, de nom.

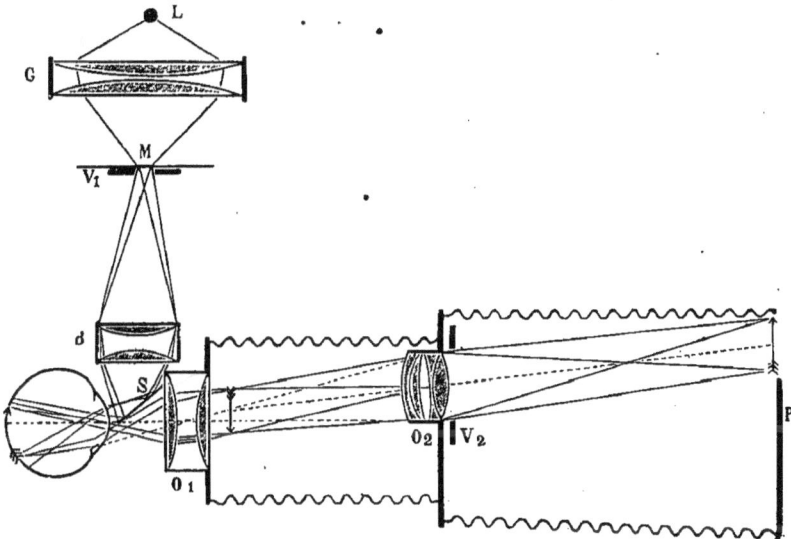

Fig. 4.

breux reflets se produisent sur la cornée, mais les rayons provenant de la source lumineuse sont dirigés vers cette région par un petit miroir pouvant s'approcher extrêmement près de l'œil du malade. L'objectif, situé en arrière, ne peut donc rien recevoir (protégé qu'il est par le petit miroir formant écran) des reflets cornéens. Quant aux rayons venant du fond de l'œil, ils sortent librement par l'autre secteur sur lequel le petit miroir n'empiétant pas ne peut donc envoyer aucun rayon lumineux capable de se réfléchir.

Voici, dans son ensemble, le dispositif employé par Dimmer :

L'appareil (fig. 4) comporte trois parties principales :

A) le système d'éclairage ;

B) le système de reproduction ;

C) le pied sur lequel sont fixés les deux systèmes et qui permet de les mouvoir dans tous les sens pour la mise au point.

À ce pied est également adapté tout un système pour immobiliser le patient. Toutes ces parties sont disposées de façon que très simplement on puisse photographier l'un ou l'autre des deux yeux.

Afin de faciliter la description qui va suivre, nous l'avons divisée en plusieurs paragraphes. Quant à la figure 4 elle est très schématique, mais fera comprendre suffisamment la marche des rayons.

A. Système d'éclairage. — Il comporte :

1º Une lampe à arc L (fig. 4) marchant sur courant continu avec charbon positif de 7 millimètres de diamètre au niveau de sa pointe.

2º Un condensateur C formé de deux lentilles plan-convexes. Il projette sur un verre dépoli M, placé au delà, une image de la lampe à arc de 6 à 7 millimètres de diamètre et condense à ce niveau tous les rayons venant de la source lumineuse.

3º Un écran en demi-cercle V¹ constitué par un cercle de 18 millimètres de diamètre, dont l'une des moitiés seule est transparente.

4º Un deuxième condensateur B, destiné à rassembler encore

le faisceau lumineux avant de l'envoyer sur le miroir plan S. C'est un condensateur de microscope d'une distance focale de 68 millimètres éclairant le fond d'œil sous un angle de 36°, c'est-à-dire sur une surface d'un diamètre 6 fois plus grand que la papille.

5° Un miroir plan S situé à 45° sur l'axe du système d'éclairage ; miroir de métal ou de verre étamé sur sa face antérieure, de forme elliptique pour s'adapter à la forme du cône lumineux. Le système optique et le miroir sont placés du côté temporal de l'œil photographié pour ne pas constituer une gène pour le patient, et le miroir empiète seulement sur la moitié externe de la cornée et de la pupille quand l'œil est dirigé en avant.

Pratiquement, la lampe à arc est placée dans une boîte de métal mobile sur roulettes pour qu'on puisse centrer les rayons lumineux projetés par les différents organes ci-dessus décrits qui sont supportés par un banc d'optique. Une cuve à eau est disposée sur le trajet des rayons pour les refroidir. Un cylindre en métal de 15 centimètres de diamètre sur 50 centimètres de longueur, renferme les divers organes ci-dessus décrits et est fixé par quatre pieds en fonte sur la planche d'un support. A son extrémité postérieure, dirigée vers la lampe à arc, se trouve une rainure où l'on peut introduire soit le disque demi-circulaire dont il a été question plus haut pour la prise de la photographie, soit un verre dépoli laissant passer beaucoup moins de lumière, pour effectuer la mise au point.

A l'extrémité antérieure de ce tube se trouve le deuxième condensateur dont il a été également question — puis le miroir plan incliné à 45° et pouvant s'incliner dans toutes les directions pour permettre de diriger convenablement les rayons dans l'œil du malade.

Ce miroir plan joue un double rôle. Il sert de réflecteur de lumière, comme il vient d'être expliqué, mais il sert aussi d'écran protecteur, arrêtant les rayons qui se sont réfléchis sur la cornée.

Le système d'éclairage est relié par un cône métallique au système de reproduction.

B. SYSTÈME DE REPRODUCTION. — Il comprend :

Un premier objectif O¹ devant lequel on peut interposer des verres cylindriques pour corriger éventuellement l'astigmatisme de l'œil photographié. Cet objectif est spécialement construit pour l'appareil de Dimmer.

(Latéralement se trouve un tube non représenté sur la figure avec un autre miroir ovale grâce auquel on peut faire fixer par l'autre œil du malade un point lumineux pour le cas où l'œil photographié n'aurait pas une acuité suffisante pour fixer lui-même un point de repère.)

Le premier objectif est fixé dans une monture cylindrique qui glisse dans un tube permettant d'éloigner ou de rapprocher l'objectif de l'œil.

A l'autre extrémité de ce tube est fixé un deuxième objectif O² (Zeiss-Planar, de 16 centimètres de longueur focale). Derrière lui est un écran demi-circulaire V² qu'on peut faire tourner au moyen d'une vis suivant qu'on photographie l'œil droit ou l'œil gauche.

Entre le premier et le deuxième objectif se trouve un soufflet démontable, puis vient l'appareil photographique proprement dit.

Cette chambre noire est pourvue de crémaillères permettant de faire varier la distance du deuxième objectif à la plaque pour la mise au point.

Un miroir incliné à 45° (non représenté sur la figure) reflète les rayons sur un verre dépoli fixé à la paroi supérieure de l'appareil. Quand l'image est nette sur le verre dépoli on est sûr qu'elle se formera également nette sur la plaque P. On déclanche alors le miroir, qui, en s'escamotant, démasque la plaque et établit de plus le contact électrique nécessaire à la prise de la photographie. Ce dispositif a l'avantage de permettre l'impression de la plaque au moment précis où on a pu réaliser la mise au point. Cet appareil de reproduction est fixé par des pieds au support général de l'appareil, ce qui assure une rigidité parfaite de tout l'ensemble du système.

C. Pied ou support général. — Il est formé d'une sorte de table ou de socle sur lequel sont fixées trois planches convenablement échancrées pour permettre des mouvements généraux de l'ensemble du système : de haut en bas, de droite à gauche, d'avant en arrière.

A ce support sont annexés pour immobiliser le malade, une plaque dentaire (1) et un appui-menton. De chaque côté, des supports lui permettent d'appuyer ses coudes.

L'appareil d'éclairage est fixe. Quand on veut photographier l'œil du côté opposé, il forme un axe autour duquel pivote l'appareil de reproduction.

Disposition de l'appareil pour la prise d'une photographie.

Centrage de la lumière. — Les disques formant écrans demi-circulaires doivent être placés dans l'appareil d'éclairage comme dans l'appareil de reproduction.

Inclinaison et centrage du miroir réflecteur. — C'est là le temps le plus délicat et qui demande les plus longs tâtonnements.

(1) Disque de matière suffisamment malléable dont se servent les dentistes pour prendre l'empreinte des dents.

CHÉRON. 6

En effet, s'il n'empiète pas suffisamment sur la cornée, le fond de l'œil est trop faiblement éclairé. Au cas contraire, il masque une trop grande partie des rayons provenant du fond de l'œil et destinés à aller former l'image.

Mise au point. — L'appareil est tout d'abord disposé comme s'il s'agissait de photographier un œil emmétrope. Puis, au moyen des tubes glissant les uns dans les autres dans lesquels sont montés les objectifs de la chambre, on réalise par une crémaillère la mise au point sur le verre dépoli, comme il a été expliqué ci-dessus.

Préparation du malade. — Dilatation de la pupille.

Prise de l'empreinte dentaire et disposition de l'appui-menton.

Fixation des cils avec du taffetas pour éviter les clignements.

Le malade est alors assis devant l'appareil et regarde un objet de fixation.

L'appareil est amené devant lui. L'opérateur, après avoir réglé la hauteur et le centrage dans toutes les directions, regarde l'image se former sur le verre dépoli disposé sur la paroi supérieure de l'appareil. En s'aidant d'une loupe il fait une mise au point aussi rigoureuse que possible et appuie alors sur la poire de caoutchouc qui déclanche le miroir et fait exploser la poudre.

Appareil de Thorner. — Très voisine de la méthode précédente est celle employée par Thorner.

DISPOSITIF. — L'appareil est constitué par une petite chambre photographique destinée à s'adapter sur un ophtalmoscope fixe dont la description est indispensable puisque, à la chambre photographique près, l'appareil est le même pour l'examen du fond de l'œil ou pour sa photographie.

Le procédé employé (1) pour écarter les reflets s'explique par le schéma suivant (fig. 5) dont voici l'explication donnée par le constructeur:

« L'image d'une flamme L, se trouvant à une distance double de la longueur focale d'une lentille convexe A de grande ouverture est projetée sur la pupille en O^2. Cette image est

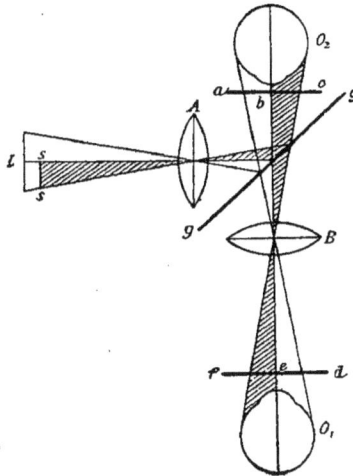

FIG. 5.

alors de même grandeur que L. Le fond de l'œil est observé dans l'image renversée obtenue par la lentille convexe B, de 25 centimètres de foyer, se trouvant à égale distance entre l'observateur O_1 et l'œil observé O_2, soit 50 centimètres. Il se forme alors une image du fond de l'œil à la distance de la vue distincte entre O_1 et B. Si maintenant on couvre la moitié de L par un écran en demi-lune SS, il se forme une image de SS sur la moitié de la pupille O_2, bc,

(1) V. WALTER THORNER, Sur un nouvel ophtalmoscope fixe avec image sans reflet, Zeitschrift für Psych. u. Phys. der Sinnesorgane, Vol. XX, 294-316. 1899.

c'est-à-dire que cette moitié devient obscure, tandis que l'autre moitié *ab* reste éclairée. La moitié obscure de la pupille, *bc*, se dessine en *ef*, sur la pupille O_1, tandis que la moitié éclairée se dessine sur la moitié en *de*. Tous les rayons lumineux réfléchis par la cornée à demi éclairée de O_2 se comportent donc comme une source lumineuse propre et marchent vers l'image de *ab* en *de*, pendant qu'aucun rayon lumineux provenant de cette réflexion ne peut pénétrer dans l'espace *ef*. Si en *de* se trouve également un écran, les réflexions nuisibles seront totalement écartées et il ne pénètrera dans l'œil de l'observateur O_1 que la lumière provenant du fond de l'œil ».

« Pour l'éclairage et pour l'observation on se sert d'un système semblable ressemblant à une lunette astronomique, mais modifié pour les conditions optiques spéciales de l'œil. Il consiste en deux lentilles biconvexes de 75 millimètres de foyer et de 50 millimètres de diamètre, et une lentille plan-convexe plus petite ayant également 75 millimètres de distance focale. L'image est, par ce système, rendue suffisamment achromatique ; de plus, le fond de l'œil très bombé est rendu comme s'il était plan. Le grossissement linéaire est = 1, de manière à obtenir une image de même grandeur que dans l'image non renversée. Les rayons lumineux provenant de l'appareil d'éclairage sont dirigés sur l'œil O_2 au moyen d'un prisme à réflexion totale (remplacé par un miroir sur la figure). Les écarts provenant de la réfraction normale aussi bien du côté de l'observateur que du côté du sujet peuvent être diminués en changeant l'éloignement des lentilles dont la dernière sert d'oculaire. Un tube parallèle à celui contenant l'objectif et les lentilles et fixé à droite de celui-ci permet, grâce à un prisme à réflexion, de contrôler la direction des rayons lumineux vers la pupille du malade. C'est le *chercheur* (non représenté sur la figure) ».

« L'appareil peut aussi bien servir à la démonstration de l'image ophtalmoscopique, même pour une personne tout à fait inexpérimentée, que pour l'étude précise du fond de l'œil, car l'image est parfaitement immobile et par suite du fort grossissement et du puissant éclairage, un grand nombre de détails sont visibles qui, à l'aide d'autres instruments, sont très difficiles à trouver ».

« D'abord, il faut examiner des sujets dont la pupille est dilatée artificiellement; ce n'est qu'après une certaine pratique qu'on peut procéder à l'examen avec pupille normale ».

Les yeux dont la cornée ou le cristallin sont plus ou moins troubles ou ceux affectés d'un astigmatisme prononcé ne conviennent pas pour l'examen. Par contre, une myopie ou une presbytie très accentuées ne constituent pas un obstacle ».

Pour dilater la pupille, on se sert de préférence d'une solution à 1 p. 100 de bromhydrate d'homatropine (sans addition de cocaïne, car elle voile légèrement l'image) que l'on verse goutte à goutte sur l'œil à examiner par trois fois et à intervalles de 10 minutes. La pupille sera suffisamment dilatée 1/2-3/4 d'heure après la première application du liquide ».

On fait asseoir le sujet devant l'appareil et on l'installe de façon que son menton repose sur l'un des deux creux ménagés dans le porte-menton, c'est-à-dire sur celui de gauche si on veut examiner l'œil droit et sur celui de droite si on veut observer l'œil gauche. Le malade doit ouvrir les deux yeux et regarder avec son œil non examiné, un point de fixation constitué par une petite lampe électrique ».

« L'observateur s'asseyant en face du malade regarde alors avec son œil droit par le chercheur situé sur le côté de l'appareil. Il manœuvre les vis de direction de celui-ci, jusqu'à ce que la demi-lune éclairée recouvre exactement la moitié droite de la pupille du malade, l'autre moitié restant sombre ».

Quand l'appareil est disposé exactement de cette manière, on regarde de l'œil gauche dans le tube d'observation, à travers l'oculaire, et l'on fait une mise au point rigoureuse en manœuvrant la boule du levier faisant glisser les tubes l'un sur l'autre ».

Pour la photographie du fond de l'œil avec l'ophtalmoscope de Thorner, on commence par choisir, de préférence, des yeux normaux d'enfants avec une bonne mydriase. La photographie ne réussit que si l'image regardée dans l'appareil est nette et si le sujet est âgé de moins de quarante ans, parce qu'après cet âge le cristallin absorbe trop de rayons actifs ».

Comme poudre fulminante, on prend, de préférence, un mélange de 1 gr. 20 de magnésium pulvérisé et de 1 gr. 80 de permanganate de potasse, également pulvérisé, qu'on dispose dans une gouttière spéciale dans une grande boîte à lumière en tôle où se fait l'explosion ».

On dispose la petite chambre noire photographique derrière l'oculaire de l'appareil, et on procède à la mise au point en s'assurant auparavant, au moyen du chercheur, que la cornée du sujet n'est éclairée que par la moitié et que l'œil est bien dirigé dans la direction voulue pour que l'image soit bien en plaque. On fait la mise au point au moyen d'une loupe spéciale placée à cet effet sur l'appareil. Quand l'image est vue nette à travers cette loupe, elle se formera également nette sur la plaque ».

« On appuie alors sur une poire de caoutchouc qui déclanche un ressort fermant un circuit électrique. L'explosion se produit et la photographie est prise. »

RÉSULTATS. — Les procédés de Dimmer et de Thorner qui ont de si grandes analogies, ont permis d'obtenir de très intéressants résultats qui laissent toutefois encore à désirer en ce qui concerne la netteté et la finesse des détails. Nous donnons plus loin (fig. 9) la reproduction de quelques photographies du fond de l'œil humain obtenues avec ces dispositifs. Ceux-ci marquent le point de départ d'une méthode nouvelle et qui nous parut excellente, la division artificielle de la cornée en deux secteurs indépendants, l'un pour la pénétration des rayons lumineux dans le globe oculaire et l'autre pour la sortie des rayons diffusés par le fond de l'œil. Seuls ces derniers concourent à former l'image et ils sont exempts de tout rayon parasite, aucun reflet ne pouvant se produire dans la portion non éclairée de la cornée.

Toutefois on peut adresser un reproche à ces procédés. D'abord, le miroir ou le prisme renvoyant les rayons dans l'œil du malade ayant son bord le plus rapproché distant d'un centimètre environ de la cornée, son rôle comme écran protecteur contre les reflets intempestifs n'est pas toujours d'une efficacité parfaite et de fait on voit des photographies du fond de l'œil obtenues par ces procédés qui ne sont pas complètement exemptes de reflets cornéens malgré l'emploi des écrans semi-lunaires. Ensuite, la cornée étant divisée en deux moitiés, droite et gauche, séparées par une ligne verticale constituée par le rebord du miroir ou de l'écran, l'éclairage du fond de l'œil n'est pas toujours uniforme. Les photographies de la figure 9 (Thorner) en sont un exemple particulièrement frappant. Enfin, ces appareils sont très compliqués et partant, fort onéreux.

Recherches personnelles. — Nous avons pensé qu'il y aurait intérêt à adopter une autre répartition géométrique des secteurs et notre première idée fut d'éclairer le fond de l'œil par le centre de la pupille en réservant la périphérie au passage des rayons destinés à la formation de l'image.

De plus, afin d'éliminer totalement tout reflet, nous avons résolu de mettre notre appareil d'éclairage, ou plutôt son enveloppe étanche, en contact absolu avec la cornée et nous avons adopté le dispositif représenté sur la figure 6.

PREMIER DISPOSITIF. — Au centre de la lentille antérieure d'un objectif L (1), nous avons fait percer une ouverture circulaire de 4 millimètres de diamètre, et ayant pu obtenir d'un habile ouvrier une ampoule électrique A à très grand rendement lumineux de 3 millimètres seulement de diamètre et de 5 millimètres de longueur, nous avons fait disposer cette ampoule dans une enveloppe cylindrique de métal mince T, complètement fermée à son extrémité postérieure et dont l'extrémité antérieure venait effleurer le bord externe de l'ouverture circulaire taillée dans l'objectif. On sait en effet qu'il n'y a aucun inconvénient, au point de vue optique, à supprimer une portion quelconque de la surface éclairante d'un objectif, quelle que soit la forme de l'écran interposé (représenté ici par la petite ampoule dans son enveloppe cylindrique). Le seul résultat est de diminuer d'autant l'intensité lumineuse de l'image, mais non de déformer celle-ci ou d'y faire apparaître une tache sombre correspondant à l'écran.

Les fils F,F′, amenant le courant, traversaient l'objectif au niveau de deux bornes B,B′ soigneusement isolées.

Une monture tronc-conique D, se vissant à l'extrémité de

(1) Objectif cinéma Hermagis de 35 millimètres de foyer, ouvert à F : 3.

l'objectif, maintenait appliquée contre sa lentille antérieure une petite cupule de verre dont la face convexe venait appuyer sur le bord de l'ouverture circulaire contenant l'ampoule et dont la face concave présentait un rayon de courbure de 7 millimètres et demi correspondant à celui de la cornée humaine. Cette cupule n'avait qu'un millimètre d'épaisseur.

L'œil du malade étant préalablement anesthésié par quelques gouttes d'une solution de cocaïne à 2 ou 3 p. 100 et la pupille dilatée par une goutte de bromhydrate d'homatropine à 1 p. 100, on faisait coucher le malade sur une table et on appliquait le blépharostat pour maintenir les paupières ouvertes, puis on laissait tomber sur la cornée une goutte de collyre de cocaïne à l'huile et on mettait la face concave de la cupule en contact intime avec la cornée du malade. Grâce à la goutte d'huile et à l'égalité de rayon de courbure des deux surfaces, l'adhérence était parfaite. En raison de ce contact optique entre la cupule et la cornée, aucun reflet ne se produisait, en effet, sur celle-ci non plus, naturellement, que sur la face convexe de la cupule, puisque la petite monture cylindrique entourant l'ampoule était en contact direct avec cette surface.

Le fond de l'œil était uniformément éclairé et les rayons en provenant, passant par la périphérie de la pupille, devaient théoriquement aller former une image nette sur la plaque P située au foyer de l'objectif.

Cependant nous devons reconnaître que nous n'avons pu obtenir avec ce dispositif aucun résultat satisfaisant sur l'œil humain. La déception en fut d'autant plus grande, que nous avions obtenu une image excellente en utilisant cet appareil avec un œil artificiel constitué par une bille de verre sur laquelle était collé, au baume de Canada, un

dessin représentant grossièrement une papille et des vaisseaux et entourée d'un papier noir percé seulement d'un trou
rond de 7 millimètres de diamètre représentant la pupille.

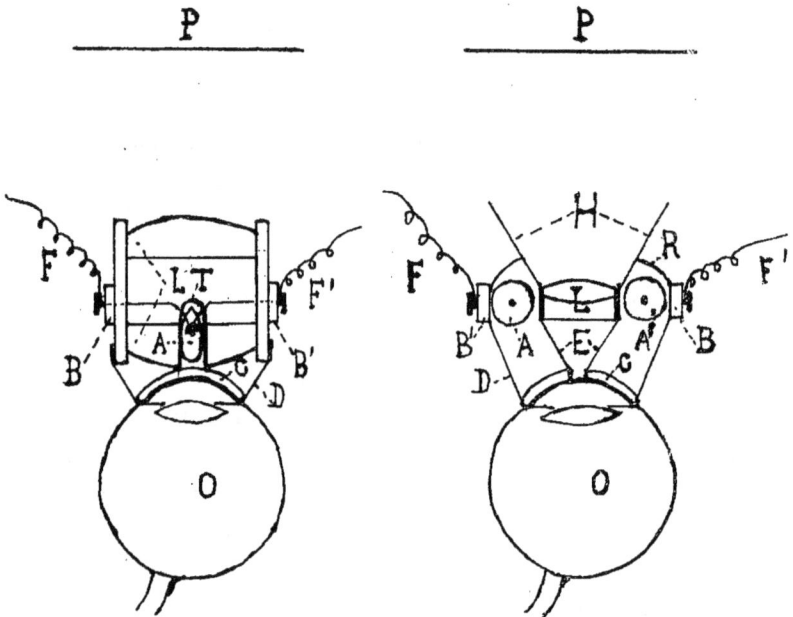

FIG. 6.   FIG. 7.

Nous avons pensé alors que deux obstacles s'opposaient
à une bonne réalisation du but poursuivi. D'abord il est
incontestable qu'au point de vue optique, c'était un non-
sens de se servir du centre de la cornée pour éclairer le fond
de l'œil et de la périphérie pour former l'image. En effet,
dans l'œil humain beaucoup plus que dans tout système
dioptrique, les rayons passant par la périphérie des milieux
transparents donnent une image beaucoup moins nette que
ceux passant par le centre de la pupille. C'est tellement vrai
que quand cette pupille est dilatée au maximum par un

mydriatique, l'œil subit une diminution très sensible de son acuité visuelle, même si des verres convexes sont interposés devant lui pour compenser l'absence d'accommodation.

C'est exactement ce qui se produit dans un objectif insuffisamment corrigé que l'on fait travailler à trop grande ouverture; mais il y a de plus, pour la cornée humaine, cet inconvénient qu'elle présente toujours un certain degré d'astigmatisme à sa périphérie.

A ce point de vue il était donc préférable, tout en conservant la disposition circulaire et concentrique des secteurs divisant la cornée, d'utiliser la périphérie de celle-ci pour éclairer le fond de l'œil et de réserver le centre aux rayons destinés à aller en former l'image sur la plaque sensible.

De plus, de nouveaux essais de photographie sur l'œil artificiel, faits avec l'interposition de la cupule de verre, nous montrèrent que cette cupule était la cause d'aberrations considérables dans la formation de l'image. Nos premières expériences avec l'œil artificiel avaient été faites sans cette cupule dont le rôle était uniquement de protéger l'œil contre la chaleur de la lampe et surtout d'empêcher une buée de se former, et peut-être aussi un ménisque liquide, dû aux larmes, de se produire au contact de l'objectif avec un œil vivant. Cette cupule était constituée par deux surfaces, l'une convexe et l'autre concave, mais toutes deux concentriques. Il en résultait que l'une, la surface convexe, avait un rayon de courbure plus grand que la surface concave. Cette cupule constituait donc un ménisque ou une lentille dont l'effet, ainsi que le prouvait l'expérience, était loin d'être négligeable au point de vue optique.

Après bien des tâtonnements et des modifications relatives à la construction de cette cupule, nous avons abandonné ce premier dispositif pour adopter celui représenté figure 7.

DEUXIÈME DISPOSITIF. — Ici les secteurs concentriques sont conservés, mais l'œil se trouve éclairé par la périphérie de la cornée dont le centre est réservé au passage des rayons destinés à former l'image.

La cupule existe toujours, car elle a le gros avantage d'immobiliser presque complètement l'œil du patient grâce à l'adhérence qu'elle contracte avec la cornée dont elle épouse exactement la forme, mais elle n'est traversée que par les rayons destinés à éclairer le globe oculaire qu'elle contribue à mieux diffuser. Son centre, au contraire, est percé d'une petite ouverture circulaire qui laisse passer librement les rayons provenant du fond de l'œil et destinés à aller former l'image sur la plaque.

Voici en quelques mots la description de ce second dispositif. L'appareil proprement dit est constitué par deux troncs de cône E et H, réunis par une bague cylindrique renfermant l'objectif achromatique L. L'extrémité inférieure du tronc de cône E est sertie dans l'ouverture circulaire (de 3 millimètres de diamètre) de la cupule C. Extérieurement à ce premier appareil se trouve une autre monture également tronc-conique beaucoup plus large D surmontée d'une sorte de réflecteur en forme de dôme R rejoignant la portion supérieure du premier appareil. Entre celui-ci et cette monture extérieure, à peu près au niveau de la lentille L, se trouve une lampe électrique en forme de couronne A A' faisant le tour presque complet de la bague entourant l'objectif et dont le filament forme donc un anneau lumineux éclairant parfaitement le fond de l'œil à travers la cupule C. Le diamètre de l'orifice percé au centre de celle-ci et la distance le séparant de l'objectif L sont calculés de façon qu'il forme un diaphragme parfait pour permettre à l'objectif achromatique de travailler dans les meilleures conditions possibles (1).

Nous avons, avec ce dispositif, obtenu sur verre dépoli, une image reconnaissable de la papille d'un œil humain. Cette image n'était accompagnée naturellement d'aucun reflet cornéen, puisqu'aucun rayon provenant de la lampe ne pouvait se réfléchir sur la portion de la cornée réservée à la formation de l'image, mais elle présentait une sorte de halo généralisé dû sans doute soit à des reflets sur le cristallin, soit à des diffusions de lumière dans le corps vitré. Peut-être l'extrème proximité de la source lumineuse qui, dans le premier dispositif, se trouvait à 6 millimètres et dans le deuxième à 12 millimètres de la cornée, constituait-elle le principal obstacle à cause du grand défaut de parallélisme des rayons éclairants qui en résultait. On sait en effet que des rayons très obliques provoquent très facilement des phéno-mènes de diffusion lumineuse dans les milieux jugés les plus transparents. Bref, le résultat était trop imparfait pour qu'il y eût lieu de faire construire le reste de la petite chambre photographique qui eût permis de prendre des clichés, et en particulier le châssis spécial assez compliqué qui devait substituer instantanément la plaque au verre dé-poli et porter le filament de l'ampoule au maximum de son incandescence.

Enfin il faut bien reconnaître que tous ces procédés em-ployant des organes de contact, qu'il s'agisse du verre plan-concave de Fick, de la cuve à eau de Gerloff ou de la cupule

---

(1) On sait en effet qu'un objectif constitué par une simple lentille achro-matique, ne donne une bonne image que s'il est pourvu d'un diaphragme ré-duisant son ouverture a F : 11 environ, et si ce diaphragme se trouve au-devant de lui à une distance égale au diamètre de la lentille.

dont il vient d'être parlé, sont en somme assez barbares et
que (malgré l'anesthésie de l'œil) la présence du blépharostat
rendue indispensable et la sensation de corps étranger sur
la cornée, si atténuée soit-elle par la cocaïne, sont fort incom-
modants pour le malade.

Troisième dispositif. — Après d'assez longs tâtonnements,
nous avons renoncé également à ce second dispositif, pour
en revenir à une idée qui a permis à ceux qui l'ont appliquée au début d'obtenir déjà quelques résultats apprécia-
bles avec des instruments infiniment moins parfaits que
ceux dont nous disposons aujourd'hui. Cette méthode
consiste à photographier le fond de l'œil à travers le trou
du miroir d'un ophtalmoscope en remplaçant l'œil de l'observateur qui regarde par un objectif qui enregistre.

L'appareil (fig. 8) se compose essentiellement d'un miroir
d'ophtalmoscope ordinaire M monté sur pivot à quelques
centimètres en avant d'un tube T' renfermant un objectif de
grande ouverture O et de 35 millimètres de foyer (1). Ce tube
est fixé à un support vertical E qui repose lui-même sur un
bâtis B se prolongeant en avant par une petite plate-forme
sur laquelle est fixé à coulisse le miroir de l'ophtalmoscope.

Un tube plus large T extérieur au tube T' peut glisser sur
lui à frottement doux. A son extrémité postérieure, un autre
tube T'' de même diamètre que T' se visse à l'intérieur du
tube T.

Le tube T'' renferme en L une lentille d'environ 4 centimètres de foyer.

Le tube T se trouve coupé en deux parties par une boîte
rectangulaire A pourvue, de deux ouvertures circulaires

(1) Cinéma Hermagis.

en vis-à-vis, de 3 centimètres de diamètre F (nº 3, fig. 8), percées dans l'axe du tube T.

La boîte rectangulaire supportant le tube T et le tube T″ est pourvue à sa base de deux pattes venant glisser dans deux rainures R, R disposées à cet effet sur le bâtis B. Un bouton de crémaillère S permet de faire avancer ou reculer en même temps la boîte rectangulaire et les tubes T et T″ par rapport au tube T′ qui reste immobile, maintenu par son support vertical E.

Tout l'ensemble de l'appareil repose, par l'intermédiaire de son bâtis, sur un banc destiné à amener l'axe des tubes à la hauteur de l'œil du malade, que l'on fait asseoir devant la table où l'appareil est disposé. Un appui-menton et un appui-tête immobilisent la face, et à la gauche du malade se trouve une boîte à lumière de tous points semblable à celle que nous avons décrite pour la photographie de l'œil et contenant aussi, par conséquent, dans le prolongement l'une de l'autre, la lampe de mise au point et la gouttière de magnésium. De plus, on glisse un diaphragme en tôle devant le verre qui ferme en avant la boîte à lumière, de façon à réduire la source lumineuse à un disque de quelques centimètres de diamètre, ce qui a une grande importance pour diminuer l'étendue des reflets cornéens.

On s'assure que l'œil dont on veut photographier l'intérieur est bien dans l'axe des tubes, et, après avoir allumé la lampe de mise au point, on incline le miroir de façon à diriger les rayons lumineux dans l'œil du malade tourné vers la direction convenable. Pour ne pas compliquer la figure 8, seul l'appareil et ses principaux accessoires y ont été représentés. La boîte à lumière, déjà décrite précédemment, et la tête du malade ne figurent pas sur cette planche.

L'opérateur introduit alors dans la boîte rectangulaire A

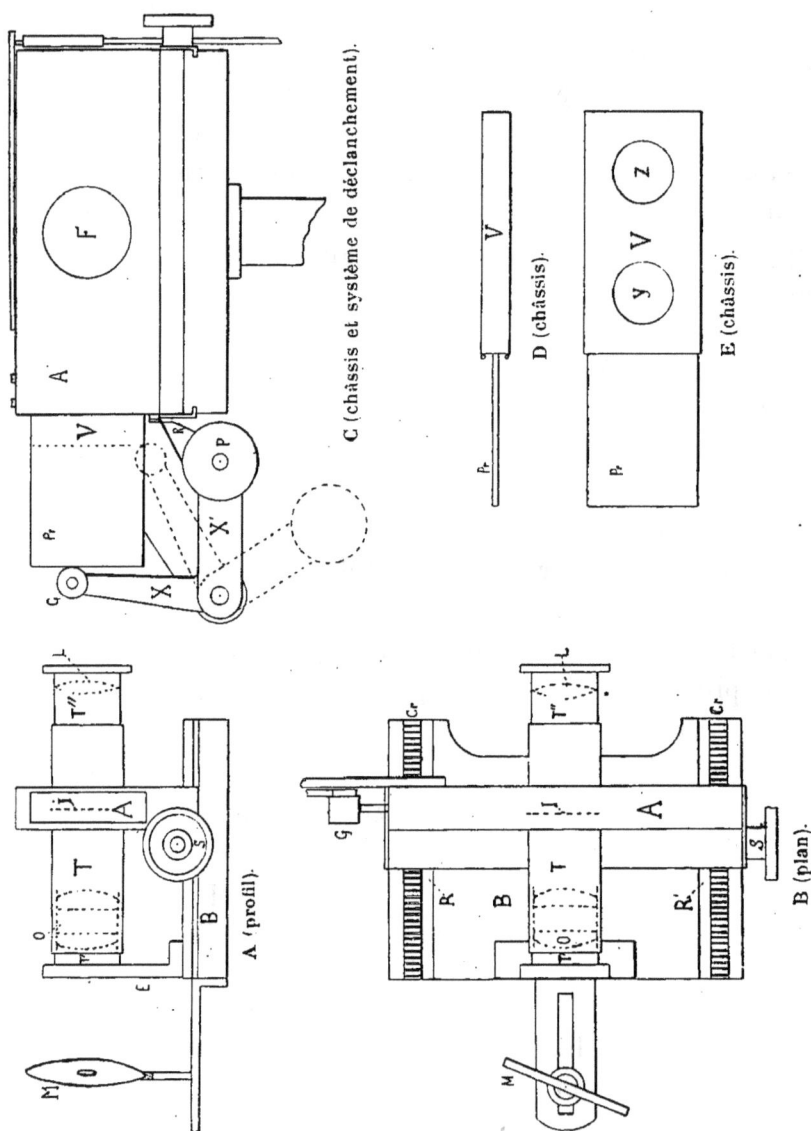

C (châssis et système de déclanchement).

D (châssis).

E (châssis).

A (profil).

B (plan).

FIG. 8. — Appareil pour la photographie du fond de l'œil à travers le miroir d'un ophtalmoscope.

un châssis spécial V percé de deux paires d'ouvertures circulaires en vis-à-vis, de 2 centimètres de diamètre, correspondant à deux compartiments de quelques millimètres d'épaisseur séparés par une cloison médiane. L'un de ces compartiments reçoit un verre dépoli ou, mieux encore, une petite plaque de verre pourvue, sur sa face antérieure, d'un réticule très fin. L'autre compartiment reçoit la plaque sensible. Le châssis est prolongé à l'une de ses extrémités par une plaque métallique rigide Pr. On introduit le châssis dans la boîte rectangulaire par son extrémité opposée au prolongement Pr et on le pousse jusqu'à ce que le premier compartiment contenant le réticule ou le verre dépoli se trouve dans l'axe des tubes.

On fait alors manœuvrer le levier coudé XX' autour de son pivot de façon à amener le galet G en contact avec le bord de la plaque métallique Pr, et on l'immobilise dans cette position.

Voici alors comment les choses se passent. L'opérateur s'assied en face du malade, de l'autre côté de l'appareil. Il commence par examiner le réticule à travers la lentille L, en vissant ou dévissant au besoin le tube T″ où elle est fixée, jusqu'à ce qu'il voie nettement l'entre-croisement des fils. Il présente alors de la main gauche une lentille biconvexe, d'environ 13ᴰ, à 8 ou 10 centimètres au-devant de l'œil à photographier, absolument comme pour un examen ophtalmoscopique ordinaire, et il applique l'un de ses yeux au-devant de la lentille L renfermée dans le tube T″. Cette lentille, servant d'oculaire, lui permet de voir à très courte distance l'image du fond de l'œil du malade qui se forme en I. En effet, les rayons provenant de la lampe de mise au point contenue dans la boîte à lumière à laquelle il a été fait allusion plus haut, sont, nous l'avons vu, réfléchis dans l'œil du malade

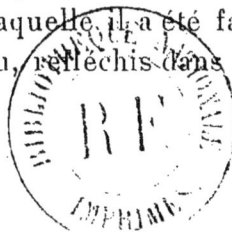

(préalablement atropinisé) par le miroir d'ophtalmoscope M.
Les rayons provenant du fond de l'œil ainsi éclairé en forment une première fois l'image à environ 7 ou 8 centimètres en avant de la lentille tenue au-devant de l'œil du malade. Cette lentille contribue non seulement à former cette première image, mais à faire converger les rayons vers le trou du miroir ophtalmoscopique interposé comme un diaphragme à 3 ou 4 centimètres en avant de l'objectif O fixé dans le tube T'. Cet objectif reprend alors cette première image et la projette en I, où elle est examinée de très près par l'observateur, à travers la lentille L, dans le plan où se trouve la plaque dans le châssis.

Si au lieu d'être emmétrope, l'œil du malade est myope ou hypermétrope, la première image se forme un peu plus loin ou un peu plus près de l'objectif O, et il y aura lieu de faire une mise au point. Celle-ci sera facilement réalisée en tournant dans un sens ou dans l'autre le bouton de crémaillère S, ce qui fera avancer ou reculer le châssis contenant la plaque avec la lentille L qui en est solidaire.

Nous avons vu qu'avant d'examiner dans l'appareil l'image du fond de l'œil, l'observateur avait introduit dans la boîte rectangulaire le châssis V par l'extrémité opposée à celle munie du prolongement Pr. Le châssis a été poussé seulement jusqu'à ce que le premier compartiment contenant le réticule se trouve dans l'axe des tubes TT'T''. L'observateur n'aura donc plus qu'à réaliser la mise au point sur le réticule, comme il vient d'être expliqué. Quand il verra nets en même temps le réticule et l'image du fond de l'œil, c'est évidemment que l'un et l'autre se trouveront sur le même plan qui est aussi celui de la plaque. Pressant alors sur un déclic, il déclanchera le levier courbé XX' dont l'une des branches X se termine par un

galet venant appuyer contre le prolongement Pr du châssis
et dont l'autre branche X' se termine par un contrepoids P.
Le levier libéré de sa position primitive tendra naturellement, sous l'influence du poids P, à tourner autour de son
axe, et le galet G repoussera brusquement le châssis V dans
la boîte rectangulaire A. La longueur du bras X est calculée
de façon que quand le galet G abandonne le prolongement
Pr le châssis est repoussé d'une distance telle, que le deuxième
compartiment s'est substitué exactement au premier dans
l'axe des tubes TT'T''. Ce second compartiment contient la
plaque sensible, qui se trouve ainsi instantanément sub-
stituée au réticule sur le plan de formation de l'image I.
En se déclanchant, le levier coudé a rompu le contact de la
lampe de mise au point pour qu'aucune lumière ne puisse par-
venir à la plaque avant que celle-ci se trouve arrêtée dans la
position convenable pour recevoir l'image ; mais sitôt après
que le galet G a abandonné le prolongement Pr (c'est-à-dire
sitôt que la plaque a cessé son mouvement de translation),
il vient butter contre deux lames flexibles R qui en se met-
tant en contact font passer le courant dans la gouttière de
magnésium et provoquent ainsi l'éclair et la prise de la photographie.

En raison du poids assez élevé de P, la translation du
châssis est si brusque, qu'aucun mouvement du malade,
conscient ou inconscient, ne peut se produire entre le moment où (l'image étant vue nette sur le réticule) l'opérateur
déclanche le levier et celui où l'explosion se produit provo-
quant la prise de la photographie.

En résumé, le procédé consiste à prendre l'image du fond
de l'œil telle qu'on la voit à travers le miroir d'un ophtalmoscope, l'œil de l'observateur étant remplacé par un appareil pourvu d'un objectif projetant sur une plaque sensible

l'image formée une première fois par l'interposition d'une lentille au-devant de l'œil du malade.

Cette image comprend donc non seulement celle du fond de l'œil, mais aussi celle plus diffuse de l'iris et même des paupières. Elle présente forcément les reflets cornéens et les reflets sur la lentille. C'est, comme dans l'examen ophtalmoscopique, à l'habileté de l'opérateur qu'il appartient de faire diriger l'œil du malade et d'incliner la lentille, maintenue au-devant de lui, de façon qu'aucun de ces reflets ne soit vraiment gênant et ne vienne masquer une région importante de l'œil photographié. On peut être sûr, en tous cas, que les reflets qui apparaîtront sur la photographie seront identiquement pareils et occuperont des emplacements semblables à ceux qui se seront produits au moment de l'examen de l'image, grâce au dispositif de la boîte à lumière présentant dans un même alignement, l'une au-devant de l'autre et avec une surface éclairante unique, la lampe de mise au point et la gouttière de magnésium.

Quant aux dimensions de l'image, elles seront sensiblement les mêmes que celles du fond de l'œil photographié. On peut considérer en effet que la première image projetée par la lentille interposée devant l'œil du malade est environ trois à quatre fois plus grande que nature (la longueur focale de cette lentille étant environ trois à quatre fois plus grande que la longueur focale de l'œil). D'autre part, la distance séparant cette première image de l'objectif (15 centimètres) est environ trois à quatre fois plus grande que celle séparant l'objectif de la plaque (4 à 5 centimètres environ). Il y a donc réduction proportionnelle à l'augmentation précédente et retour approximatif aux dimensions réelles. Beaucoup objecteront sans doute que c'est là une image bien petite, mais peut-on vraiment faire ce reproche à une reproduction grandeur naturelle ? De plus, il faut tenir compte du fait qu'on pourra facilement agrandir l'image, car celle-ci peut être très nette en raison de l'excellent diaphragme que constitue le trou du miroir ophtalmoscopique interposé à 3 ou 4 centimètres en avant de l'objectif. Après toutes nos expériences sur cette intéressante question de la photographie du fond de l'œil, c'est là une considération qui nous semble avoir échappé à un grand nombre de chercheurs et qui nous paraît cependant primordiale. Peut-être a-t-elle été la cause de plus d'un insuccès et nous croyons utile d'y insister quelque peu. La plupart de ceux (et ils sont très nombreux) qui ont employé déjà un dispositif analogue pour la photographie du fond de l'œil, ou bien supprimaient le miroir de l'ophtalmoscope, le trouvant inutile, et plaçaient la source lumineuse à côté de l'appareil photographique (c'est le cas de Guilloz), ou bien se servaient de miroirs laryngoscopiques percés d'ouvertures infiniment plus grandes (c'est le cas de E. Barr). Quant aux dispositifs de Dimmer et de Thorner (basés d'ailleurs sur un autre principe), ils ne comportent que des diaphragmes semi-circulaires qui suppriment la moitié de la surface cornéenne, mais n'interceptent en aucune façon les rayons ayant passé par la périphérie de l'autre moitié de la cornée. Or, il faut bien se rappeler qu'en atropinisant l'œil du malade on paralyse l'accommodation, ce qui est indispensable, mais aussi qu'on dilate la pupille au maximum, ce qui transforme fatalement l'excellent appareil optique qu'est l'œil humain, à l'état habituel, en un déplorable objectif. La meilleure preuve en est que l'œil le plus sain et le plus normal, soumis à l'influence de l'atropine, perd toute vision distincte sans que l'interposition de verres convexes pour remplacer l'accommodation paralysée puisse lui rendre, à beaucoup près, le degré d'acuité qu'il possède généralement. En un mot, et pour employer une expression qui n'est pas déplacée ici, l'œil humain est un objectif qui n'est pas fait pour travailler à toute ouverture. Or ce qui est vrai des rayons pénétrant dans l'œil pour y former l'image des objets, l'est au même titre (en raison du retour inverse) des rayons provenant du fond de l'œil pour aller en projeter l'image au dehors. Toutefois, aucun doute ne peut subsister qu'il faut paralyser l'accommodation par l'atropine ou un alcaloïde équivalent, nous avons vu plus haut pour quelle raison. Or la dilatation pupillaire est inséparable de la paralysie de l'accommodation. Puisqu'on ne peut donc diaphragmer l'œil par sa pupille, c'est plus loin qu'il faut reporter notre diaphragme, et le miroir ophtalmoscopique est un excellent écran éliminateur des rayons périphériques, seule cause du défaut de netteté de l'image.

En se reportant aux mesures données ci-dessus, on verrait que le cône de rayons provenant du fond d'un œil atropinisé possède au niveau de l'objectif un diamètre de 20 à 25 millimètres. Si donc on interposait en ce point un objectif de ce diamètre, sans le diaphragmer, on pourrait être sûr d'obtenir une image absolument floue, quelle que fût la perfection de cet objectif; car tous les rayons ayant passé par la périphérie de la cornée n'iraient pas converger exactement là où ils devraient.

Le trou du miroir ophtalmoscopique, mesurant un diamètre de 5 à 6 millimètres, constitue un très bon diaphragme ne laissant passer que des rayons ayant traversé une petite région de la cornée pour un point donné du fond de l'œil, et capables, en conséquence, de former une image extrêmement nette.

Ce qui peut induire en erreur quant à l'exactitude de ce raisonnement, c'est que l'œil d'un malade dilaté par l'atro-

pine nous apparaît à l'ophtalmoscope avec une netteté parfaite. Tous les détails en sont facilement visibles et l'image
paraissant excellente, on ne suppose pas un instant qu'elle
ne puisse, avec autant de netteté, être projetée par un
objectif quelconque sur une plaque sensible. En raisonnant
ainsi on oublie que si la pupille du malade est dilatée au
maximum celle de l'observateur ne l'est nullement, et que
cette pupille constitue précisément un excellent diaphragme
surajouté d'ailleurs à un premier qui est le trou du miroir
ophtalmoscopique.

Ces diaphragmes, au lieu de laisser pénétrer dans l'œil de
l'observateur la totalité des rayons ayant passé par la cornée
du malade pour un même point de son fond d'œil, n'en
laissent filtrer qu'une partie, et c'est grâce à cette circonstance que l'image nous en paraît nette.

Une expérience bien facile peut d'ailleurs servir de
démonstration à ce raisonnement. Quand, prenant une lentille
simple biconvexe, non corrigée, d'assez grand diamètre, on
la tient en face de soi à une distance assez grande de l'œil
droit, par exemple, pour voir l'image réelle (et par conséquent renversée) des objets situés au delà, cette image
aérienne aperçue dans le champ de la lentille paraît absolument nette, justement parce que la pupille de l'observateur
ne laisse pénétrer dans son œil qu'un tout petit cône des
rayons ayant traversé la lentille pour un point donné de
l'image. Si l'on veut maintenant recevoir cette image sur un
morceau de papier blanc, on s'aperçoit qu'elle est complètement floue, parce qu'alors chaque point de l'image est
formé par la totalité des rayons ayant traversé la lentille et
que celle-ci est une lentille simple, non corrigée et non
diaphragmée, c'est-à-dire un déplorable objectif.

Il ne faudrait pas croire cependant que la dilatation pupillaire (sous réserve d'être corrigée par l'interposition d'un diaphragme au-devant de l'objectif, comme il est expliqué ci-dessus) constituât de tous points une circonstance défavorable. Elle permet, en effet, un centrage beaucoup plus facile et rapide de l'œil du malade dans l'axe de l'appareil, précisément parce que le cône de rayons provenant du fond de l'œil dilaté présente, au niveau du miroir, un diamètre d'environ 20 millimètres. Le trou du miroir faisant l'office de diaphragme n'ayant que 6 à 7 millimètres de diamètre, on voit qu'il reste une certaine marge pour le centrage de l'appareil.

De plus, et c'est là le point capital, la dilatation de la pupille a le gros avantage d'augmenter considérablement le champ de l'image photographiée, celle-ci pouvant atteindre 3 ou 4 diamètres papillaires.

Nous regrettons que les circonstances ne nous permettent pas encore de publier de photographies prises avec cet appareil, mais les essais de mise au point sur le réticule nous ont donné toute satisfaction et nous avons obtenu une image très nette du fond de l'œil de plusieurs malades avec le dispositif qui vient d'être décrit. Malheureusement il ne nous a pas été possible de nous procurer en temps voulu les plaques sensibles au rouge, de format spécial (0 m.03×0 m.03), qui nous auraient permis de fixer d'une façon définitive les images observées à travers la lentille, mais la netteté de ces images nous permet d'espérer cette fois des résultats satisfaisants.

Avant de terminer ce chapitre, nous tenons à exprimer nos remerciements à M. L. Korsten, fabricant d'appareils de précision, qui s'est montré un constructeur habile et ingénieux et qui a établi avec beaucoup de soin, sur nos indications, les dispositifs ci-dessus ainsi que celui décrit au chapitre précédent pour la photographie oculaire en général.

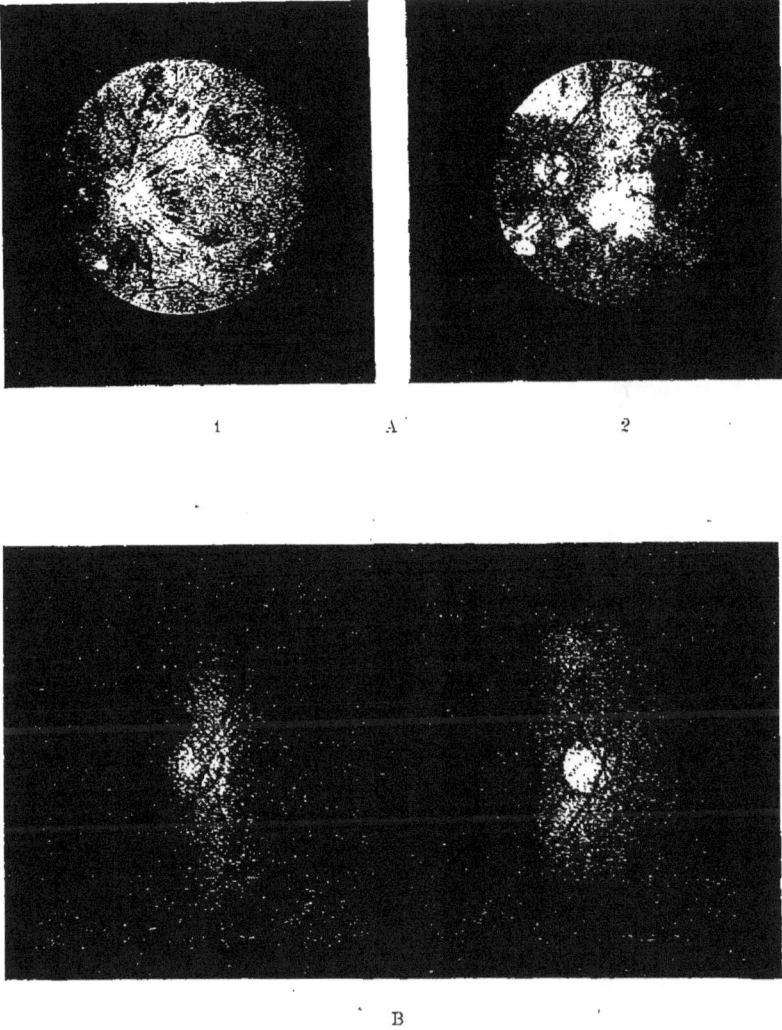

FIG. 9. — Photographies du fond de l'œil obtenues :

A, avec le dispositif de Dimmer ; — B, avec le dispositif de Thorner.
A, 1, rétinite albuminurique ; — A, 2, excavation glaucomateuse et choriorétinite.
B, fond d'œil normal.

TROISIÈME PARTIE

RADIOGRAPHIE DE L'ŒIL, DE L'ORBITE & DU CRANE

CHAPITRE PREMIER

CONSIDÉRATIONS GÉNÉRALES SUR LES PRINCIPALES MÉTHODES EMPLOYÉES

En raison des conditions physiques qui dominent l'exploration radiologique (le degré de transparence des organes et des corps placés sur le trajet des rayons X est une fonction atomique dépendant du nombre et du poids des atomes des corps), le globe oculaire ne se distingue pas des parties molles avoisinantes et remplissant la cavité de l'orbite. L'exploration radiologique appliquée à l'appareil oculaire ne peut donc nous renseigner que sur deux catégories très différentes d'altérations :

1° Les altérations du squelette : tumeurs osseuses, exostoses de l'orbite, dilatation de la selle turcique et compression du chiasma, etc.

2° Les corps étrangers opaques (surtout métalliques) du globe oculaire et de l'orbite.

Très peu de temps après la découverte de Röntgen, de premiers essais ont été faits par un ophtalmologiste de Londres, le docteur Mackenzie Davidson, qui a appliqué la radiographie stéréoscopique à la localisation précise des corps étrangers du globe oculaire. Depuis, plusieurs autres procédés de radiographie simple ou stéréoscopique ont été proposés pour cette localisation.

Quel que soit le procédé utilisé, une règle importante doit toujours être observée : il faut, dans tous les cas, commencer par faire un examen radioscopique du malade.

En effet, la plupart du temps le corps étranger est une parcelle métallique ou un grain de plomb et l'examen radioscopique permettra déjà, s'il n'est pas trop petit, une localisation approximative. Toutefois, s'il est trop petit, l'examen radioscopique sera négatif, mais il faudra quand même faire une radiographie.

Supposons un éclat métallique de volume moyen ou un grain de plomb dont il s'agit de déterminer à la fois la présence et la situation aussi précise que possible. Trois questions vont se poser :

1° *L'œil a été contusionné.* — Le grain de plomb est-il dans la cavité orbitaire ? L'examen radioscopique permet de répondre à cette question.

2° *Le grain de plomb est-il intra ou extraoculaire ?* — Cette question est d'autant plus importante que s'il est extraoculaire on l'abandonnera en général, tandis que s'il est intraoculaire on procédera le plus souvent à l'énucléation en raison des risques d'ophtalmie sympathique. Le malade étant examiné de profil, on le fait regarder successivement en haut et en bas. Si le grain de plomb est dans l'œil, à moins qu'il ne soit juste au centre du globe, il se déplacera et ce déplacement de la tache noire sur l'écran permettra d'affirmer sans réserve que le grain de plomb est intraoculaire.

3° *Quelle position le grain de plomb occupe-t-il dans l'œil ?*
— Est-il dans l'hémisphère antérieur ou postérieur, supérieur ou inférieur ? Si le grain de plomb est dans l'hémisphère antérieur, il se déplace parallèlement aux mouvements du globe ; s'il est dans l'hémisphère postérieur, il décrit un mouvement inverse à celui de l'œil.

Avant de procéder à l'examen on a eu soin de faire porter au malade une monture de lunettes métallique, sans verres, et on s'est arrangé de façon que les branches de cette monture coïncident avec la commissure palpébrale et se trouvent dans un même plan horizontal que les rayons provenant de l'ampoule. Dans ces conditions si le point noir est au-dessus de l'ombre des branches, c'est qu'il se trouve dans l'hémisphère supérieur. Il est dans l'hémisphère inférieur au cas contraire.

L'examen radioscopique ne permet pas une localisation plus précise ; il faut donc, dans tous les cas, faire ensuite une radiographie.

On fait d'abord une radiographie simple, de face ou de profil, qui montre une tache noire. Pour montrer sur la plaque que le corps étranger est intra ou extraoculaire, on peut employer plusieurs procédés.

On immobilise la tête du malade sur un tiroir contenant la plaque, puis on fait deux radiographies successives, sans bouger la tête du malade mais en le faisant regarder, la première fois en l'air, la deuxième fois en bas — ou bien on fait deux radiographies sur la même plaque, en faisant toujours regarder le malade d'abord en haut puis en bas — ou bien encore on fait une seule radiographie sur la même plaque en faisant lentement regarder le malade de haut en bas. L'ombre du corps étranger laisse une traînée sur la plaque.

Pour être renseigné d'une façon plus précise, il faut procéder à la radiographie stéréoscopique et faire un calcul de triangulation qui donne la position exacte du corps étranger.

Il existe aussi un procédé de radiographie stéréoscopique avec une seule ampoule à deux foyers.

Pour les lésions osseuses de l'orbite, il faut faire une radiographie de face, le front du malade étant appliqué sur le châssis porte-plaque.

Enfin il ne faut jamais négliger de faire une radiographie du crâne dans les hypertrophies de l'hypophyse et de la selle turcique (gigantisme, acromégalie, etc.) qui, le plus souvent, n'entraînent pas une hémianopsie typique mais un simple rétrécissement du champ visuel.

Tel est l'exposé général que notre maître, M. le docteur Béclère, a bien voulu nous faire du rôle que, selon lui, la radiographie doit jouer en ophtalmologie et de la meilleure technique à employer pour arriver à des résultats satisfaisants.

Ce rôle prend tous les jours une importance plus considérable ; il vient de s'accroître encore du fait des multiples blessures oculaires, orbitaires et craniennes qui se produisent au cours de la guerre actuelle (1). Quant à la technique, elle va continuellement en se perfectionnant et nous allons reprendre maintenant, un peu plus en détails, l'étude des différents problèmes qu'elle soulève.

Van Duyse paraît avoir été le premier à appliquer la découverte de Röntgen au diagnostic des corps étrangers intraoculaires. Dès 1896 il fit quelques expériences sur l'œil du lapin.

Après anesthésie locale, l'animal étant immobilisé, il faisait agir les rayons X au-dessus de l'œil en saillie après avoir

(1) Les statistiques établissent que les blessures de la tête sont beaucoup plus nombreuses dans la guerre de tranchées que du temps des batailles en rase campagne, ce qui se conçoit aisément.

glissé sous le globe une petite plaque au gélatino-bromure enveloppée de papier noir.

Il obtenait en 10 minutes environ une image radiographique du grain de plomb qu'il avait préalablement introduit dans l'œil.

En ce qui concernait l'œil humain, il proposait d'introduire dans l'angle interne une petite plaque ou pellicule photographique dûment entourée de papier noir, dont l'un des angles serait arrondi, et qui serait maintenue à l'aide d'une pince. L'ampoule serait placée du côté de la tempe. De cette façon, seuls les corps étrangers situés dans le segment antérieur du globe pouvaient être décelés, mais Van Duyse proposait, pour agrandir l'étendue de la surface oculaire qui pourrait être ainsi soumise aux rayons X, de faire une injection de sérum physiologique dans la capsule de Tenon, de façon à provoquer une exophtalmie artificielle (1).

Toutefois, les premiers résultats atteints furent assez peu satisfaisants et on invoqua divers arguments pour expliquer le peu de netteté des épreuves obtenues. Les uns incriminèrent la mobilité du globe oculaire. M. Dariex mit en doute la perméabilité des milieux de l'œil aux rayons X.

Il exposa sa théorie à la Société d'ophtalmologie de Paris. « Sans entrer, dit-il, dans l'étude physique des rayons de Röntgen, je me bornerai à envisager la question à un point de vue qui doit intéresser l'ophtalmologie ; pourquoi ces rayons sont-ils invisibles ? N'impressionnent-ils pas les substances photochimiques de l'œil ou bien leur invisibilité tient-elle à d'autres facteurs ? Nous savons que ces rayons traversent à peine les substances transparentes comme le verre, le cristal par exemple. Peut-être leur invi-

(1) V. *Archives d'ophtalmologie*, t. XVI, 1896, p. 101.

sibilité tient-elle à ce qu'ils ne traversent pas, ou mal, les milieux réfringents de l'œil ? »

Afin d'élucider cette question, il fit à l'École polytechnique les expériences suivantes :

Dans une première expérience, il constata qu'un œil placé entre une source de rayons X et une plaque sensible intercepte ces rayons. Dans une seconde expérience, il disposa au-dessus d'une plaque sensible une cornée, un cristallin, un fragment de muscle, un éclat de bois et une paire de ciseaux. Après une exposition de 20 minutes, il constata que la projection des ciseaux était très opaque, celles du cristallin et du muscle un peu moins opaques. La cornée s'était montrée plus transparente que le cristallin, mais plus opaque que l'éclat de bois.

Il fit encore d'autres expériences d'après lesquelles on pouvait se rendre compte de la perméabilité respective des muscles, des os, du métal et des différentes parties du globe oculaire.

« De toutes ces expériences, conclut-il, il ressort que les milieux oculaires se sont montrés très peu perméables aux rayons de Röntgen et qu'il est possible que ce soit là un des facteurs de leur invisibilité (1). »

Depuis lors, il fut amplement démontré qu'en employant des rayons suffisamment pénétrants, le globe oculaire n'opposait pas d'obstacle au passage des rayons X. M. Antonelli, que ses expériences avaient amené, lui aussi, à considérer les milieux transparents de l'œil comme peu perméables aux rayons de Röntgen, concluait cependant que telle n'était certainement pas la cause de leur invisibilité, celle-ci étant due au défaut de sensibilité de

(1) V. *Annales d'oculistique*, 1896, t. CXV, p. 218.

la rétine, et M. Wuillomenet obtenait, dès cette époque, des clichés radiographiques très nets de grains de
plomb introduits dans des yeux de lapin ou de porc (1).

Nous savons aujourd'hui, que dans les radiographies du
crâne et de la face, le globe oculaire ne se distingue nullement
des tissus mous environnants et, en particulier, du tissu cel-
lulaire de l'orbite. En fait, les parois de l'orbite constituent
un beaucoup plus grand obstacle que les milieux du globe.

D'ailleurs, dès 1897 on voyait se multiplier les expériences tendant à utiliser les rayons X pour la recherche
des corps étrangers intraoculaires. M. Dahfeld, en appliquant la plaque sensible contre la tempe, du côté de l'œil
blessé, et en disposant le tube à une distance de 10 à 15 centimètres de l'autre tempe, obtint des skiagrammes qui
montrèrent que les parois orbitaires étaient suffisamment
perméables aux rayons X pour qu'on puisse découvrir, par
la radiographie, de petits corps étrangers métalliques logés
dans le globe oculaire. Les corps métalliques présentent
une imperméabilité tellement plus grande aux rayons
Röntgen, que le tissu osseux, que l'image de grains de
plomb intraoculaires, par exemple, apparaît sur les skiagrammes même lorsqu'elle coïncide avec l'ombre des rebords
orbitaires.

Un ouvrier avait été atteint à l'œil droit par un éclat de
fer qui s'était logé dans la conjonctive et avait été immédiatement enlevé par ses camarades. Son œil ayant présenté
toutefois une réaction inflammatoire jugée grave avec
menaces d'ophtalmie sympathique pour l'autre œil, le médecin traitant proposa l'énucléation qui fut refusée. Une
radiographie fut alors faite et l'épreuve obtenue après une

(1) V. *Archives d'ophtalmologie*, 1898, t. XVIII, p. 712.

pose de 25 minutes montra une ombre provenant évidemment d'un autre éclat qui avait pénétré dans l'œil. Le malade, convaincu par cette expérience, accepta alors l'énucléation.

Celle-ci une fois pratiquée, la dissection du globe fit découvrir un petit éclat de fer de 3 millimètres de long et 1 millimètre de large, pesant 8 milligrammes, logé au niveau de l'intersection du méridien vertical et de l'équateur dans le corps vitré, et entouré d'un exsudat inflammatoire en voie d'organisation (1).

L'année suivante, M. Mackenzie Davidson décrivait dans le *British medical Journal* (2) une intéressante méthode de localisation des corps étrangers par les rayons Röntgen et son application toute spéciale à la recherche des corps étrangers de l'œil et de l'orbite.

Elle présente cette originalité qu'elle est, croyons-nous, la première tentative faite pour utiliser des repères extérieurs destinés à permettre une localisation plus exacte des corps étrangers recherchés.

Le patient est assis droit, la tête fixée dans une position verticale par un appui-menton. La plaque photographique est placée contre la tempe du côté blessé, derrière un panneau vertical où sont fixés des fils de fer entre-croisés. Le malade fixe, pendant toute la durée de l'exposition, un point déterminé de façon que son axe visuel reste parallèle au fil horizontal.

Avant la pose, un petit morceau de plomb d'environ 1 centimètre de long a été fixé sur la paupière inférieure, au moyen de deux bandelettes de diachylon, et on note soigneusement la position relative des fils par rapport à la cornée.

(1) *Deutsche medicinische Wochenschrift*, 29 avril 1897.
(2) *British medical Journal*, 1er janvier 1898.

Les ombres de tous ces points de repère servent sur la plaque à déterminer la localisation du corps étranger.

M. T. Collins, à la suite de ces expériences, décrivit 4 cas dans lesquels on n'avait pas pu cliniquement déterminer la présence d'un corps étranger et où cette présence avait été révélée par l'emploi de cette méthode. Dans 2 de ces cas le corps étranger put être enlevé à l'aide de l'électro-aimant introduit dans la direction où il avait été constaté. Toutefois, dans l'un de ces cas, la taille de l'un de ces éclats ne correspondait pas à celle qu'indiquait la radiographie, ce qui prouve simplement que les rayons n'étaient pas tombés normalement sur la surface du corps étranger. Dans le troisième cas, l'œil ne présentait aucune réaction inflammatoire et deux mois et demi s'étant écoulés depuis la blessure, l'opération ne fut pas jugée nécessaire. Enfin, dans le dernier cas, tandis que la radiographie avait fait présumer la présence dans le globe du corps étranger, celui-ci fut trouvé dans l'orbite.

. M. Collins mentionne également trois cas dans lesquels la présence d'un corps étranger avait été suspectée et où il avait pu, grâce aux rayons X, s'assurer qu'il n'en était rien, mais chez un de ces malades soumis à un grand nombre d'expositions, il se produisit, un mois après, une chute des cheveux de la tempe la plus rapprochée du tube (1).

La même année, M. Suret décrivait dans *Archives of Ophtalmology* un procédé présentant une certaine analogie avec le précédent, en ce sens qu'il comporte aussi l'emploi de repères fixes constitués ici par des petites tringles d'inégale longueur terminées, chacune, par une petite boule mé-

_____

(1) Société d'ophtalmologie du Royaume-Uni, séance du 27 janvier 1898. V. *Annales d'oculistique*, 1898, t. CXIX, p. 208.

tallique du côté le plus rapproché du globe. Ces tringles sont parallèles entre elles, séparées par une distance fixe de 15 millimètres et un dispositif spécial les maintient parallèles à la plaque sensible appliquée contre la tempe du malade. On fait deux expositions ; pour la première, on place le tube de Crookes de telle façon que les ombres des deux tringles se superposent, c'est-à-dire qu'on le place dans le plan qui passe par les deux tringles.

Pour la seconde, on lui fait subir un déplacement vertical qu'on mesure. Les lignes qui joignent les images du corps étranger à la position du tube qui l'a produite s'entre-croisent au point où se trouve le corps étranger. Ce point peut être déterminé à l'aide des images radiographiques car, pendant l'exposition, le malade fixe un point choisi de façon que la ligne visuelle coïncide avec la plus longue des deux tringles, et l'opérateur détermine la distance qui sépare le bout de cette tringle (marqué par une petite sphère) du sommet de la cornée. La distance antéro-postérieure qui sépare l'image du corps étranger du bout de la grande tringle permet ainsi de déterminer à quelle distance en arrière de la cornée se trouve le corps étranger. La distance qui sépare les deux images du corps étranger complète les éléments (distance du tube à la ligne visuelle, distance des deux emplacements du tube pendant les deux expositions consécutives) qui permettent de calculer son emplacement transversal (1).

C'était là déjà un premier essai de radiographie stéréoscopique appliquée à la région orbitaire.

M. Boucheron employa lui aussi des points de repère extérieurs mais il eut l'excellente idée de se servir de grains de plomb qu'il fixait sur la peau et dont il marquait l'emplace-

---

(1) *Archives of Ophtalmology*. Vol. XXVII, fasc. 4, p. 377.

ment par un attouchement au nitrate d'argent. On était sûr
ainsi de leur fixité pendant la radiographie d'abord et
ensuite de pouvoir en retrouver la trace au cas où on aurait
à s'y reporter, au cours d'une intervention chirurgicale ultérieure.

Deux grains de plomb témoins sont donc placés dans un
plan horizontal passant par le sourcil. L'un des plombs est
fixé par une baudruche gommée, sur le sourcil même, dans
la verticale passant par le centre de la cornée ; l'autre plomb
est fixé sur la tempe dans la verticale passant par le centre
du globe oculaire, à 12 millimètres en arrière du pôle cornéen antérieure. Puis on prend deux radiographies, l'une
de profil et l'autre de face. Pour la première, l'ampoule est
placée à 60 centimètres de la tête, la plaque sensible
est placée contre la tempe du côté de l'œil blessé. Pour la
seconde, le front est placé contre le châssis porte-plaque.
La durée de la pose est d'environ 6 minutes pour l'épreuve
de profil et 8 minutes pour l'épreuve de face (1).

M. Davidson adopta d'ailleurs également par la suite la
radiographie stéréoscopique, et les points de repère fixés
sur la peau du malade, tout en conservant aussi les fils
entre-croisés.

A la section d'ophtalmologie du congrès tenu à Édimbourg
en juillet 1898, il exposa que, pour la localisation des corps
étrangers logés dans le globe ou dans l'orbite, il est nécessaire d'obtenir trois coordonnées du point à déterminer. Les
trois plans de coordonnées sont déterminés par deux aiguilles à tricoter fixées à l'appareil et disposées à angle droit
(l'une horizontale, l'autre verticale) et par la plaque photographique. L'œil contenant le corps étranger est dirigé de

(1) Société d'ophtalmologie de Paris, Séance du 7 décembre 1897.

telle façon que l'axe visuel soit parallèle à l'une des aiguilles
à tricoter (l'horizontale), puis la tête du malade est immobilisée. Un morceau de plomb placé sur la paupière inférieure
forme sur la plaque un point de repère. On prend deux plaques à l'aide d'un tube très fin placé successivement en deux
points différents, séparés l'un de l'autre par une distance
de 6 centimètres.

La technique, en se perfectionnant toujours davantage,
permit alors d'obtenir des résultats de plus en plus précis.

Un blessé qui avait reçu un éclat de fer dans l'œil et qui
présentait une cicatrice dans la cornée et dans la cristal-
loïde antérieure avec troubles cristalliniens réduisant l'acuité
à un quart, fut radiographié par M. Davidson. Le skiagramme stéréoscopique montra que le corps étranger se
trouvait à la région inférieure du corps ciliaire.

En 1899, M. Cargile se sert de la même méthode avec
succès dans le cas de corps étrangers de l'œil et de l'orbite.
M. M. Hardy peut vérifier, après énucléation, la localisation
exacte d'un corps étranger dans l'œil, décelé de cette manière. Enfin M. Nettleship peut éviter une énucléation, la
radiographie ayant démontré qu'il n'y avait pas de corps
étranger dans l'œil blessé et M. Thompson relate un cas analogue (1).

Toutefois la nécessité de faire deux poses pour obtenir
une épreuve stéréoscopique est évidemment une complication et, en 1899, le docteur Karl Grossmann fait remarquer
que, quand le corps étranger est dans l'œil, il y a un moyen
plus simple d'arriver à sa localisation exacte. Les mouvements de l'œil peuvent être facilement utilisés pour la localisation des corps étrangers, la source lumineuse restant en

(1) *British medical Journal*, 20 août 1898.

place de l'autre côté de la tête. Deux épreuves sont prises
pendant que le regard est tourné en haut, puis en bas, dans
le même plan. Sur la deuxième épreuve l'ombre s'est déplacée :

1° En haut, si le corps étranger est dans le demi-hémisphère postérieur;

2° En bas, si le corps étranger est dans le demi-hémisphère
antérieur;

3° En avant, si le corps étranger est dans le demi-hémisphère supérieur ;

4° En arrière, si le corps étranger est dans le demi-hémisphère inférieur.

L'axe de ces deux demi-hémisphères est en même temps
l'axe de rotation dans le mouvement en haut.

Si l'ombre ne se déplace pas, le corps étranger doit se
trouver à peu près dans le centre de rotation du globe. Dans
ce cas, il serait nécessaire de prendre encore deux épreuves
en faisant déplacer l'œil de droite à gauche, dans un plan
horizontal. Un déplacement de l'ombre en avant indiquerait
que le corps est dans l'hémisphère temporal, en arrière,
dans l'hémisphère nasal. L'emplacement du tube, relativement à la tête, doit être le même pour chaque paire
d'épreuves.

Pour donner plus de précision à ces examens, un fin morceau de fil de plomb peut être appliqué près de l'œil ou
même dans le sac conjonctival. Il faut également chercher
à ce que l'ombre du corps étranger porte en dehors de
l'ombre des os du crâne (1).

Quelques années plus tard, on commença à agiter la question de la préférence qu'il y avait lieu d'accorder en ophtal-

_____

(1) V. *Archives d'ophtalmologie*, t. XIX, 1899, p. 43.

mologie, à la radiographie ou à la radioscopie. M. Bourgeois, de Reims, qui avait eu l'occasion de faire de nombreuses expertises relatives à des corps étrangers intraoculaires, conclut nettement à la supériorité de la radiographie allant même jusqu'à dire, qu'en ophtalmologie, la radioscopie ne rendait pas de grands services. Voici d'ailleurs la description intéressante qu'il donna de la méthode employée par lui à cette époque :

« Depuis l'importante découverte de Röntgen, la recherche des corps étrangers a fait de grands progrès et tout fait prévoir que dans un avenir peu éloigné, cette méthode aura atteint une grande précision. »

« En ce qui concerne l'organe de la vision, des résultats satisfaisants ont été obtenus et mon travail n'a pas d'autre but que de présenter un certain nombre des expertises que j'ai eu l'occasion de pratiquer. »

« En ophtalmologie, la radioscopie ne rend pas de grands services. Outre qu'elle ne décèle pas les corps étrangers d'un petit volume, elle ne permet pas de localiser nettement le siège du corps étranger. »

« C'est donc à la seule radiographie que l'on aura recours. »

« Celle-ci peut se diviser en radiographie de précision et en radiographie pratique. »

« La radiographie de précision arrive, par des calculs assez compliqués à donner exactement l'emplacement du corps étranger. Cette méthode a été exposée par le docteur Félix Abt dans une thèse soutenue en juillet 1900 à la Faculté de Nancy, selon les règles tracées par le docteur Guilloz. Elle consiste à obtenir le dédoublement de l'image photographique du sujet, soit au moyen de deux ampoules, soit en déplaçant un peu le sujet lui-même pendant la pose. Il faut ensuite construire une épure pour déterminer la localisation du corps étranger. Mais dans la plupart des cas, la radiographie pratique, moins précise peut-être, mais plus simple, peut suffire. C'est d'elle que je vais m'occuper :

« 1° *Pose du sujet.* — Il est de toute importance que l'examiné reste complètement immobile pendant la séance, le moindre mouvement peut fausser les résultats. »

« La position la plus favorable est celle qui consiste à étendre le sujet sur un matelas par terre ; on le couche sur le côté, la joue et la tempe appliquées sur la plaque préparée, le bras étant dégagé et reporté en arrière pour éviter qu'il soit comprimé pendant la durée de la pose. C'est du côté de l'œil blessé que la face est mise en contact avec la plaque, pas tout à fait de profil, mais avec une légère inclinaison du nez vers la plaque. »

« Il importe aussi que les yeux demeurent immobiles. Pour cela le sujet n'a qu'à les tenir fermés normalement comme dans le sommeil. Les mouvements qu'ils pourraient faire sont, de cette façon, extrèmement limités. Ce procédé vaut mieux que d'inviter le patient à avoir le regard fixé : ce qui est très pénible pour lui et ne donne pas une garantie suffisante de tranquillité. »

« Si c'est absolument nécessaire, on prend une seconde radiographie, occipito-frontale, mais dans cette position le sujet ne saurait être couché. Il peut être assis, la face maintenue au-devant de la plaque par un dispositif spécial, position difficile à garder longtemps dans l'immobilité absolue. »

« Dans mes expertises, l'ampoule a été disposée à 40 ou 50 centimètres au-dessus de la plaque. La durée de la pose a été en moyenne de 15 minutes. Pendant la pose, il ne faut pas parler auprès du sujet pour ne pas le distraire et il ne faut pas marcher pour ne pas ébranler le plancher où repose le matelas. »

« 2º *Repérage sur le sujet*. — Le globe oculaire ne se voit malheureusement pas sur l'épreuve radiographique et les contours de l'orbite ne peuvent pas non plus être nettement définis. Les meilleurs repères sont ceux qui ont été imaginés par Boucheron (Société d'ophtalmologie de Paris, 1897), des grains de plomb fixés au pourtour de l'orbite. Je me sers de deux grains de plomb, nº 6 ou nº 7 que j'aplatis un peu pour pouvoir les coller plus facilement avec de la baudruche. Avec un crayon dermographique, je marque sur le sujet, après l'avoir invité à regarder droit devant lui deux points situés exactement sur une ligne passant au-devant de la pupille, le premier point étant juste au-dessus du sourcil, le deuxième se trouvant au niveau du rebord orbitaire inférieur. C'est sur ces points que seront collés les deux plombs témoins. »

« Avec un double décimètre, je prends, pour l'inscrire, la distance qui sépare les deux plombs témoins puis la distance du plomb supérieur à la pupille, enfin la distance qui existe entre la ligne de jonction des deux plombs et la cornée. »

« Le plomb témoin externe ne sera utilisé qu'exceptionnellement ; car il peut prêter à confusion, sur l'épreuve, avec le corps du délit. »

« 3º *Localisation du corps étranger d'après l'épreuve radiographique*. — Pour y arriver, il faut construire un schéma représentant la coupe antéro-postérieure de l'œil et de l'orbite avec les dimensions données par les traités d'anatomie. »

« On représente sur ce schéma les deux plombs témoins à la distance déterminée à laquelle ils ont été fixés sur le sujet, ainsi que la ligne qui les joint. Connaissant d'autre part les autres mensurations faites sur le patient, il est facile de tracer exactement l'emplacement de l'œil. »

L'épreuve radiographique donne, de son côté, l'image du

corps étranger et la reproduction des deux plombs témoins. Il est facile de reporter exactement sur le schéma les distances qui séparent les unes des autres les trois images fournies par la radiographie. L'emplacement du corps étranger ayant été inscrit sur le schéma, une ligne menée jusqu'à l'ouverture d'entrée indique le trajet suivi par le corps du délit (1). »

Cette préférence si marquée donnée à la radiographie sur la radioscopie ne fut pas partagée par tous, à beaucoup près. MM. Terrien et Béclère protestèrent contre la prétention de M. Bourgeois de n'avoir recours, en ophtalmologie, qu'à la seule radiographie. Ces deux auteurs rapportèrent même, à la Société d'ophtalmologie de Paris, un cas où l'examen radioscopique permit une localisation beaucoup plus précise que la radiographie. Il s'agissait d'un corps étranger situé dans l'orbite, en dehors du globe. L'examen à l'écran fluorescent avait montré très nettement que l'ombre du corps étranger ne se déplaçait pas dans les mouvements de l'œil. Nous avons vu, en tête de ce chapitre, que l'avis formel de M. le docteur Béclère, est encore actuellement, que toute radiographie doit être précédée d'un examen radioscopique.

Dans une thèse soutenue à Paris sur l'utilité et l'emploi des rayons X en ophtalmologie, M. Braünbeyer se livrant à une étude d'ensemble sur la question, donne même la préférence d'une façon générale à l'examen radioscopique, qu'il considère comme plus pratique (2).

La radiographie ne rend pas toujours, en effet, tous les services qu'on en attend. M. Fromaget rapporte un cas de

(1) *Annales d'oculistique*, 1901, t. CXXVI, p. 360.
(2) BRAUNBEYER, Utilité et emploi des rayons X en ophtalmologie. Thèse Paris, 1904. *Bulletin de la Société d'ophtalmologie de Paris*, 1901, t. XIV, p. 214.

pénétration d'un éclat d'acier dans le globe oculaire droit chez un jeune homme de 22 ans, où il fit faire une radiographie antéro-postérieure de la tête afin de se renseigner sur la localisation du corps étranger et de prendre une ligne de traitement conforme à cette localisation. L'épreuve radiographique montre le corps étranger près du rebord orbitaire et à peu près au milieu de l'orbite. Se basant sur cette constatation, l'auteur tenta sans succès l'extraction avec un électroaimant puissant. Trois jours après des symptômes d'iridochoroïdite infectieuse se manifestèrent.

L'énucléation fut pratiquée et on constata qu'il n'y avait pas de corps étranger mais, dans le fond de l'œil, une plaie scléroticale à travers laquelle l'éclat d'acier avait passé. La radiographie antéro-postérieure s'était donc montrée insuffisante dans le cas présent (1). La conclusion à tirer est que pour obtenir des résultats vraiment précis, la position à donner à la tête du malade n'est peut-être pas encore convenablement déterminée. M. le professeur Terrien a proposé dans les cas de radiographie antéro-postérieure, de faire incliner la tête du malade en arrière, ce qui diminue sensiblement l'ombre du rocher portée sur l'orbite.

En cas de doute, il ne faut pas hésiter à procéder à la radiographie stéréoscopique. L'emploi de cette dernière méthode donne des indications extrêmement précieuses (2).

En France, en Angleterre, en Allemagne, elle fut appliquée avec succès. En 1909 le docteur Cusner rapporta l'observation d'un malade âgé de 36 ans qui fut blessé à l'œil gauche par un grain de plomb, 7 ans auparavant. L'examen ophtalmoscopique démontra que le grain de plomb

(1) Mémoires et Bulletins de la Société de médecine et de chirurgie de Bordeaux. Année 1901, p. 475.

(2) NEDERLANDSH. *Tijdshrift voor Geneshùnde*, t. II, p. 174.

était sorti du globe un peu en dehors du nerf optique et la radiographie stéréoscopique permit de la localiser dans l'orbite, près du ganglion ciliaire.

En même temps divers perfectionnements intéressants étaient apportés à la méthode, surtout en ce qui concerne les points de repère destinés à permettre une localisation précise.

En 1905, M. Menacho imaginait, dans ce but, de mettre en place comme point de repère le blépharostat interne et la pince à fixation de Monoyer qui saisit la conjonctive au niveau du méridien vertical de la cornée (1).

Trois ans plus tard, M. Holth proposait de fixer par un point de suture à la conjonctive bulbaire, immédiatement au-dessus et au-dessous de la cornée, deux petits index de plomb de forme plan-convexe et de deux millimètres de diamètre.

Pendant la pose, la tête était immobilisée par un appareil spécial. Deux radiographies étaient prises, l'une dans le sens bi-temporal, l'autre dans le sens occipito-frontal et les points de repère permettaient une localisation d'autant plus précise que l'auteur avait fait construire une petite sphère métallique sur laquelle étaient reportées les mesures obtenues (2).

M. le docteur Béclère fit construire dans un but analogue, il y a quelques années, un appareil spécial dont voici la description sommaire :

Un blépharostat sert à maintenir ouvertes les paupières du malade. Dans sa monture peut glisser librement une tige terminée à son autre extrémité par un anneau de métal d'environ 12 millimètres de diamètre intérieur. Cet anneau

---

(1) Société ophtalmologique hispano-américaine, 2ᵉ Congrès Madrid, mai 1905. V. *Annales d'oculistique*, t. CXXXIV, p. 139.
(2) *Archives d'ophtalmologie*, 1906, t. XXIV, p. 112.

se place autour de la cornée dont il sert à repérer le limbe d'une façon extrêmement précise sur la radiographie. Il est pourvu de deux saillies que l'on dispose à l'extrémité du diamètre vertical et du diamètre horizontal de la cornée, ce qui permet une interprétation encore plus exacte. Ce dispositif s'est montré d'une très grande utilité dans la localisation des corps étrangers situés dans le segment antérieur du globe oculaire.

Enfin, en 1911, le docteur Wessely imagina, pour rendre visible sur les radiographies la surface du globe oculaire, l'ingénieux procédé dont il donne la description suivante :

« Ce procédé consiste à introduire dans la poche de la conjonctive de l'œil à examiner, une mince prothèse de verre en forme de coquille épousant parfaitement la surface du bulbe ; au début, pour marquer l'emplacement de la cornée, j'ai employé de petites feuilles rondes en papier d'étain découpées à l'emporte-pièce, après avoir indiqué préalablement l'emplacement de la cornée sur la coquille appliquée à l'œil. Plus tard, j'ai fait faire la partie de la prothèse correspondant à l'emplacement de la cornée en verre à forte teneur de plomb, de manière à empêcher d'une façon absolue toute lésion de la cornée par les rugosités possibles. Cependant, en prenant les précautions nécessaires, on peut toujours éviter ce danger avec les coquilles à feuilles de papier d'étain collées. »

« Ces prothèses apparaissent complètement sur l'image obtenue par la radioscopie, comme on peut s'en convaincre facilement en les observant à l'aide d'un écran fluorescent. En effet, le verre employé contient suffisamment de plomb pour projeter une légère ombre à l'éclairage des rayons X. La partie de la cornée doublée de papier d'étain, ou en verre à haute teneur de plomb, se détache sous forme de disque sensiblement plus foncé, à bords nettement tranchés. »

« Si la forme et les dimensions de la prothèse sont convenablement choisies pour l'œil examiné, cette prothèse suit parfaitement tous les mouvements du bulbe, et la cornée reste assez exactement recouverte par la partie qui lui correspond, tant que l'œil ne fait pas de mouvements extrêmes. La coquille doit s'adapter parfaitement au bulbe et conserver la bonne position dans tous les cas, que les paupières soient ouvertes ou fermées, et même quand le patient est couché sur la plaque, le visage tourné en bas. »

« L'œil n'est pas irrité ; après une ou deux instillations d'une solution de cocaïne-adrénaline, la prothèse ne gêne le patient en aucune façon non plus. Pour l'enlever il faut employer de préférence une pincette, à cause de son adhérence au bulbe. »

« Les photogrammes (fig. 10) montrent comment la surface du bulbe est rendue visible sur les radiographies par l'emploi de ces prothèses. A côté de la partie foncée représentant la cornée, on voit que le reste de la coquille se détache également sous forme d'ombre douce sur toutes les images, bien qu'elle soit naturellement plus nette de profil que dans le cas de rayons occipito-frontaux. Une radiographie de profil et une radiographie de face suffiront généralement pour la localisation d'un corps étranger ; en effet, la première indique sa distance du pôle antérieur de l'œil en hauteur et en profondeur, et la deuxième, cette distance en hauteur et en largeur. Elles se contrôlent donc l'une l'autre dans une dimension. »

« Au premier abord, il semble que l'ombre portée par la partie sclérale de la prothèse pourrait recouvrir les petits corps étrangers, surtout dans la radiographie de face, mais cette crainte n'est pas fondée, du moins tant qu'il ne s'agit pas de particules tellement petites qu'elles ne fournissent dans aucun cas une image nette dans le massif cranien déjà difficilement perméable. Même à l'intérieur de l'ombre foncée de la cornée, le corps étranger se détache presque toujours encore nettement. Cependant il peut être utile parfois d'employer, au lieu de la coquille décrite ci-dessus, une coquille sur laquelle la cornée n'est indiquée que par un cercle. »

« On peut employer aussi, à l'occasion, d'autres marques formées par des lignes ou des croix que l'on peut tracer facilement, suivant les besoins, sur une coquille transparente ordinaire, par des applications de papier d'étain. »

« A mon avis, le principal avantage de cette prothèse, c'est qu'elle indique en même temps la direction du regard sur la radiographie. De cette façon, on reconnaît immédiatement si l'œil s'est écarté de la position primitive pendant la radiographie ; en outre, on peut obtenir des images très nettes en modifiant arbitrairement la direction du regard, surtout en faisant successivement sur la même plaque deux radiographies dans des positions différentes de l'œil. Le changement de position du corps étranger, par rapport à celui du pôle antérieur de l'œil, ressort surtout très distinctement. Le même procédé peut aussi rendre de bons services pour les radiographies de face, surtout quand il s'agit de rendre mieux visibles des corps étrangers cachés par la cornée. »

« Il faut évidemment s'assurer d'abord de la mesure dans laquelle la prothèse choisie suit les mouvements du bulbe, et il va de soi que cette vérification doit être, pour les mouvements de haut en bas et de bas en haut, plus complète que pour les mouvements de côté (1). »

_____

(1) *Archiv. für Augenheilkunde*, t. LXIX, fascicule 2, 1911.

Il est à remarquer que ce n'est pas seulement pour la localisation des corps étrangers intraoculaires ou orbitaires
que la radiographie sera utile en ophtalmologie. Elle pourra
servir également à préciser le siège de corps étrangers
intracraniens s'accompagnant 'de symptômes oculaires.
Nombreux sont en effet les cas d'hémianopsie, de paralysies
des muscles moteurs du globe, etc., où la radiographie pourra
venir en aide à la clinique, en précisant exactement le siège
d'un projectile, d'une balle de fusil, par exemple ; et les
nombreuses blessures de tête qui ont été déjà observées, au
cours de la guerre actuelle, ont donné lieu à d'intéressantes
recherches de ce genre.

Enfin la recherche et la localisation des corps étrangers
oculaires, orbitaires ou craniens, n'est pas le seul service
que l'ophtalmologiste puisse demander à la radiographie.
Celle-ci peut encore être d'un secours puissant quand il
s'agit de faire le diagnostic d'une tumeur solide orbitaire.

Dès 1897, M. Terson avait fait remarquer à la Société
d'ophtalmologie de Paris que, non seulement le diagnostic
de balles, d'aiguilles, de bouts de parapluie, de grains de
plomb dans l'œil, l'orbite, les sinus et les voies lacrymales
allait être facilité, grâce à la radiographie, mais aussi qu'on
pouvait attendre de cette nouvelle méthode d'examen, d'excellents résultats en cas d'exostose. On sait, en effet, que certaines exostoses orbitaires sont sessiles et proéminent autant
dans le crâne que dans l'orbite, d'où une opération plus
dangereuse et quelquefois impossible à bien terminer. La
radiographie, en nous indiquant celles qui sont sessiles et
celles qui sont pédiculées, nous permet de préciser le siège
et la limite de l'intervention (1).

(1) Société d'ophtalmologie de Paris. Séance du 7 décembre 1897.

Un très intéressant résultat de radiographie de tumeur orbitaire est celui rapporté par Oppenheimer en 1906. Il s'agissait d'une femme atteinte d'exophtalmie non pulsatile à gauche avec empyème des sinus frontal, ethmoïdal et sphenoïdal, chez laquelle la radiographie montra nettement un gros ostéome et plusieurs exostoses (1).

M. Morax présenta, en 1911, à la Société d'ophtalmologie de Paris, deux malades atteintes d'ostéome de l'orbite et opérées toutes deux après que le diagnostic et les indications opératoires eurent été posées grâce à l'examen radiographique. Chez la première, la tumeur orbitaire était constituée par le prolongement d'une masse qui remplissait le sinus frontal. Chez la seconde, l'étendue de l'ostéome du côté du plafond orbitaire et dans la cavité cranienne avait été remarquablement mise en évidence par la radiographie, ce qui confirmait l'importance accordée à celle-ci plusieurs années auparavant par M. Terson pour le diagnostic des tumeurs solides orbitaires qui parfois, en pénétrant très loin dans le crâne, deviennent pratiquement inopérables sans que la clinique puisse suffire à elle seule à donner des indications précises à ce sujet (2).

Nous avons vu, au début de ce chapitre, l'importance accordée par M. le docteur Béclère à la radiographie du crâne, dans les cas où l'on soupçonne une tumeur hypophysaire. Les symptômes cliniques de l'acromégalie peuvent être incomplets, en particulier les symptômes oculaires et, bien souvent, l'hémianopsie est remplacée par un simple rétrécissement plus ou moins irrégulier du champ visuel.

---

(1) OPPENHEIMER, Valeur de la radiographie dans les tumeurs de l'orbite. *Klinishe Monatsblätter für Augenheilkunde*, XLIV, avril-mai 1906.

(2) MORAX, La radiographie dans les affections osseuses de l'orbite. *Société d'ophtalmologie de Paris*, séance du 7 février 1911.

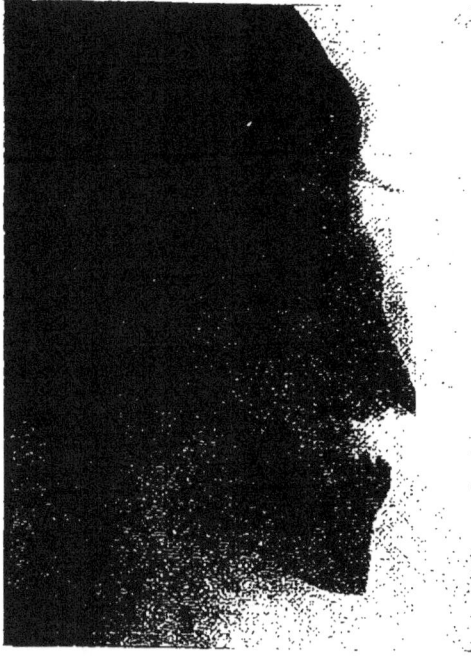

A

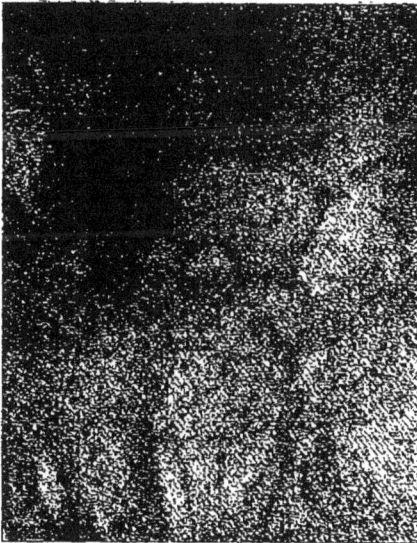

B

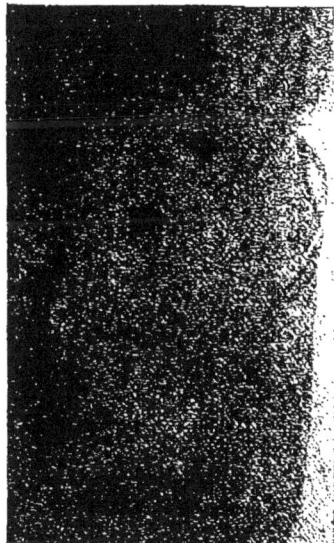

C

Fig. 10. — A, Radiographie de corps étranger (balle) intraorbitaire; — B, C, Radiographie de corps étranger intraoculaire par la méthode de Wessely.

B, de face ; C, de profil, l'œil a été pris dans deux positions sur ce dernier skiagramme.

Une jeune fille se présentait, en juin 1912, dans le service du professeur de Lapersonne à l'Hôtel-Dieu, se plaignant d'une baissé de la vue qui s'accusait progressivement depuis deux ans et lui interdisait la lecture des fins caractères d'un journal et les travaux d'aiguille minutieux. Elle souffrait en même temps de maux de tête continuels dans les régions frontale et temporale. Le champ visuel présentait une hémianopsie hétéronyme bi-temporale et l'aspect de la face et des mains ayant fait poser le diagnostic d'acromégalie, une radiographie du crâne fut faite qui confirma pleinement ce diagnostic, montrant l'aspect de la selle turcique, nettement altéré, le profil affectant la forme d'un hameçon, témoignant de l'usure des apophyses clinoïdes antérieures et postérieures et de la lame quadrilatère.

La confirmation du diagnostic de ces lésions ne fut pas le seul service rendu par les rayons X à cette malade car la radiothéraphie amena chez elle une amélioration très sensible de tous les symptômes qu'elle présentait (1).

Une radiographie dans le sens antéro-postérieur doit ainsi toujours être faite car il arrive parfois que l'agrandissement de la selle turcique, au lieu de se faire dans le sens longitudinal, se fasse dans le sens transversal.

Enfin M. Bertolloti a communiqué, en 1910, à la Société de neurologie de Paris de très intéressants résultats obtenus par lui, grâce à l'étude radiographique du crâne, dans certaines formes d'atrophie des nerfs optiques qui surviennent dans l'enfance et qui restent souvent sans explication pathogénique. Des skiagrammes lui ont montré qu'il peut exister, dans certains cas d'atrophie névritique du fond de l'œil, des

_____

(1) BERTOLLOTI. Étude radiographique de la base du crâne chez certains aveugles. *Société de neurologie de Paris*. Séance du 6 janvier 1910.

altérations évidentes du corps central du sphénoïde et du plan ethmoïdal sans que ces altérations osseuses se traduisent par des anomalies de la conformation externe de la boîte cranienne (1).

Remarquons que les rayons X fournissent malheureusement des indications beaucoup moins précises dans les cas de fracture des parois de l'orbite ; la direction la plus favorable à donner alors à la tête du blessé n'étant pas encore convenablement déterminée.

Il reste une dernière application de la radiographie en oculistique ; c'est son utilisation dans la séméiologie des voies lacrymales. Voici comment M. Aubaret décrit la technique employée par lui :

« Après avoir convenablement anesthésié la conjonctive et, de plus, injecté dans le conduit lacrymo-nasal une solution de cocaïne à 0,25 pour 10 grammes, j'ai introduit par le point lacrymal inférieur, convenablement incisé ou dilaté, un mélange opaque aux rayons X. J'ai utilisé plusieurs formules : tout d'abord j'ai employé un mélange paraffine-vaseline-sous-nitrate de bismuth, analogue à la pâte de Beck utilisée pour la radiographie de trajets fistuleux. J'ai employé aussi un mélange vaseline-paraffine-minium. »

« Après l'injection il faut avoir soin de débarrasser les parties voisines de tous les grumeaux de pâte qui viennent se loger dans les culs-de-sac conjonctivaux ou sur les bords palpébraux. »

« Après ces préparatifs le sujet est exposé aux rayons X. »

« Le sujet est couché et convenablement immobilisé, de manière que la tête appuie le côté injecté sur la plaque. Le tube est disposé un peu obliquement de façon à envoyer les rayons

(1) BÉCLÈRE et JAUGEAS, Un cas d'acromégalie traité par la radiothérapie. Journal de Radiologie et d'Électrologie, tome I, n° 3, mars 1914.

par la face. L'emploi du radio-limitateur est à conseiller. »

« Il n'est pas douteux que cette méthode d'exploration donne une idée plus nette de la déformation cystique, de ses dimensions, de son degré de distension. Elle permet plus facilement que toute autre méthode de juger de ces ectasies dissimulées sous l'épaisseur des téguments de la région de l'angle interne de l'œil. Ce procédé fournit, en outre, des renseignements précis sur le siège de l'obstruction. Il montre très nettement que l'obstacle siège, le plus souvent, non pas au niveau de l'extrémité inférieure du sac, mais un peu au-dessous d'elle. Cette méthode peut également montrer les modifications du calibre du conduit. Lorsque ce dernier, sans être obstrué, présente des points rétrécis, la masse à injection se moule sur les parois du conduit et montre le siège des rétrécissements. »

« Mais nous voudrions tirer quelques conclusions pratiques de l'emploi de cette méthode au point de vue séméiologique et clinique. Il est certain que les méthodes de traitement conservateur des dacryocystites doivent avoir pour résultat une modification du calibre du conduit lacrymal. Ne pourrait-on juger par la radiographie des progrès que les méthodes de thérapeutique conservatrice comme le cathétérisme et l'électrolyse peuvent réaliser chez de nombreux sujets atteints de dacryocystite chronique ? »

« En somme, on peut avoir dans l'emploi de la radiographie un moyen éminemment utile pour faire le départ entre les dacryocystites qui peuvent être améliorées par les méthodes de traitement conservatrices et celles qui seront justiciables de la cure radicale par l'extirpation totale du conduit lacrymal(1). »

(1) M. AUBARET (de Bordeaux), Emploi de la radiographie dans la séméiologie des voies lacrymales. *Bulletin et Mémoires de la Société française d'ophtalmologie*, 1911, p. 125.

CHAPITRE II

TECHNIQUE OPÉRATOIRE DU RADIODIAGNOSTIC EN OPHTALMOLOGIE

Nous avons, au cours du précédent chapitre, exposé brièvement les principales méthodes en usage pour la radiographie des corps étrangers ou des tumeurs osseuses orbitaires et nous avons, à dessein, débarrassé le plus possible notre exposé des considérations techniques inhérentes à chacune d'elles qui auraient inutilement surchargé notre texte. Peut-être ne sera-t-il pas inutile, avant d'arriver à nos conclusions, de donner, d'une façon générale, quelques détails de technique opératoire concernant la radiographie simple et la radiographie stéréoscopique de l'œil et de l'orbite.

Dans ce but, nous ne saurions mieux faire que de reproduire ici l'exposé très clair et très complet que deux experts en la matière ont donné de leurs méthodes : le docteur Malot, de Lyon, pour la radiographie simple, et le docteur Étienne Henrard, de Bruxelles, pour la radiographie stéréoscopique.

(1) *Revue générale d'ophtalmologie*, 31 mars 1914, p. 7. Voir également Malot, *Diagnostic et localisation des corps étrangers intraoculaires par la radiographie rapide.* Thèse de Lyon, 1910.

Méthode rapide de Malot. — Voici dans quels termes le docteur Malot exposait dernièrement, dans la *Revue générale d'ophtalmologie* (1), la technique adoptée par lui :

« Les méthodes radiologiques, ont cela pour elles qu'on peut reconnaître, grâce à leur emploi, non seulement la présence de corps étrangers métalliques, mais même de nombreux fragments dont la densité se rapproche de celle des tissus de l'économie (1). »

« Il est sûr que pour ces derniers corps, dont la densité est voisine de celles des tissus de l'économie, la recherche sera toujours délicate, l'interprétation des images ou des clichés sera difficile. Il n'en est pas moins vrai que cette recherche est possible dans des cas qui, récemment, ne paraissaient pas tributaires des rayons X, et il est permis de penser que l'avenir étendra encore le champ de l'exploration. »

« Examinons les différentes méthodes de recherche par les rayons X employées dans le diagnostic et la localisation des corps étrangers intraoculaires, indiquant en passant les critiques que nous croyons devoir présenter sur chacune d'elles. »

« RADIOSCOPIE. — Tout d'abord il y a lieu d'étudier les méthodes radioscopiques qui consistent à appliquer l'écran contre la face temporale du sujet en cherchant dans l'image de l'orbite l'ombre du corps étranger. Il y a intérêt à faire varier l'inclinaison de la tête afin de dégager de l'image sombre du rebord orbitaire la région oculaire et une inclinaison de 30 degrés sur le plan sagittal, le tube se projetant sur l'angle externe de l'orbite du côté du trou auditif externe répond à cette indication (Guilloz). »

« Une telle épreuve permettra d'affirmer l'existence d'un

(1) Voir, pour la bibliographie, Lapillonne. Thèse de Lyon, mars 1914.

corps étranger, elle permettra moins facilement d'affirmer qu'il n'en existe pas. Le corps étranger peut, en effet, être transparent et échapper aux rayons. Ses dimensions peuvent être telles qu'il soit impossible de le révéler. Nous étudierons plus loin les limites de volume dans lesquelles la radiographie peut révéler un corps étranger. »

« La présence du corps étranger étant établie, la localisation approximative peut se faire en pratiquant l'examen postéro-antérieur et l'examen latéral, c'est-à-dire en se rendant compte de la position du corps étranger dans deux plans rectangulaires. »

« Le corps étranger peut encore se localiser en observant les mouvements parallactiques du corps étranger pendant la rotation du globe. La détermination de la position par cette méthode peut se résumer ainsi : le centre de rotation coïncidant avec le centre de figure, il n'y aura pas, pendant les mouvements de l'œil, de déplacement de l'ombre du corps étranger si celui-ci se trouve au centre de l'œil. Dans tous les autres cas si, dans l'examen latéral, la direction du regard est déplacée parallèlement au plan médian ou sagittal de bas en haut ou de haut en bas, l'image du corps étranger se déplacera elle aussi : dans le sens de la direction du regard s'il se trouve dans l'hémisphère antérieur du globe, en sens contraire de la direction du regard s'il se trouve dans l'hémisphère postérieur. »

« On se rend mieux compte de ces déplacements en collant un fil métallique sur la tempe dans le plan horizontal passant par le centre de rotation du globe. On dispose le centre d'émission des rayons dans le plan ainsi déterminé, et on se rend compte du sens de déplacement de l'ombre du corps étranger dans les mouvement de l'œil, par rapport à l'image visible du fil métallique. »

« On localise par cette méthode le corps étranger dans un quadrant, les quadrants étant déterminés par un plan horizontal passant par l'axe du globe et par un plan vertical passant par le centre du globe et parallèle au plan frontal. »

« RADIOGRAPHIE. — Le méthode radiographique laisse une preuve écrite de la présence du corps étranger et permet de conserver une partie des données qui servent à sa localisation. »

« *Technique de la radiographie oculaire.* — Nous avons à considérer, pour obtenir de bons résultats, la position à donner à la plaque sensible, la position à donner au patient et à sa tête, la façon de prendre les épreuves et de les interpréter. »

« *Position de la plaque.* — On a utilisé diverses positions de la plaque pour la radiographie des corps étrangers de l'œil. Van Duyse obtint pour la première fois, le 5 mars 1896, une image d'un corps étranger placé dans le segment antérieur de l'œil, en plaçant une petite plaque sensible dans l'angle interne de l'orbite. Les rayons arrivaient du côté temporal. Deux autres auteurs ont placé la plaque contre la joue, dans les fosses nasales. Ces méthodes ont perdu de leur intérêt depuis la radiographie extra-rapide. »

« On n'emploie plus guère que deux positions de la plaque. Dans la première, la plaque est placée contre la paroi temporale. C'est la méthode de choix, la paroi temporale plane donnant une position bien déterminée au plan de projection. Dans la seconde, la plaque est placée de face contre l'orbite, les rayons venant de derrière la tête. »

« *Position du patient.* — Sur une table placée entre les montants du cadre porte-ampoule, le patient est couché de côté, les deux jambes à demi repliées pour donner à son corps plus de stabilité. L'épaule du côté de l'œil blessé repose sur un oreiller et la tête appuie sur un petit tabouret de 12 cen-

l'œil; si le déplacement s'est fait de haut en bas, l'objet est dans le segment postérieur. »

« Ces renseignements sont bien suffisants dans la pratique. L'examen, dira-t-on, nécessite trois plaques, mais la dimension 13 × 18 est suffisante; on peut même avec un peu d'habitude opérer sur des 9 × 12. Du même coup, la radiographie nous a donné la forme du corps étranger, sa position, et nous a fourni trois documents, dont nous pouvons tirer les données numériques, puisque nous avons suivi une technique très précise. »

« L'emploi du cadre Guilleminot-Béclère et l'utilisation du localisateur-compresseur du docteur Nogier donnent, en effet, l'agrandissement de 1,02 à 1,05 pour un corps étranger de longueur égale à 1 placé à la hauteur de l'œil qui est le plus voisin de la plaque. »

« LIMITES DU DIAGNOSTIC RADIOLOGIQUE. — Lorsqu'on étudie les corps étrangers intraoculaires au moyen des rayons X, il y a lieu de se demander quelles sont les limites de la méthode, autrement dit, quelle est la sensibilité de ce procédé d'investigation. »

« Il y a lieu de distinguer, tout d'abord, entre la méthode radioscopique et la méthode radiographique :

« 1° *Méthode radioscopique*. — C'est une méthode infidèle, si l'on ne dispose pas d'appareils très puissants, car, avec un éclairage insuffisant et un œil mal reposé, l'observateur peut laisser échapper des fragments de métal assez volumineux et, à plus forte raison, des fragments de pierre et de verre qui sont moins opaques. »

« Un bon procédé, pour éviter des erreurs de diagnostic, est le suivant, lorsqu'on est bien outillé : on commence par examiner l'œil avec une faible puissance de l'ampoule; puis, si on ne voit rien, on lance dans l'ampoule le maximum de courant pendant quelques secondes. A ce vif éclairage, on aperçoit les moindres détails. La manœuvre, qui consiste à passer rapidement d'une intensité faible à une intensité très forte, est facile avec le Grissonateur ; elle est plus facile encore avec l'appareil Snock ou l'appareil Idéal, car le tableau de commande est placé à côté de l'opérateur. »

« 2⁰ *Méthode radiographique.* — La méthode radiographique donne pour l'œil une sûreté de diagnostic incomparable, à la condition que les clichés soient faits suivant une technique précise. »

« En 1913, M. le professeur agrégé Guilloz écrivait : « Je crois qu'il doit être extrêmement rare de rencontrer des corps étrangers métalliques profondément situés et trop petits pour pouvoir être décelés par des radiographies de la région orbitaire soigneusement exécutées. La petitesse du corps étranger est évidemment une difficulté à sa reconnaissance et à sa localisation, mais j'ai pu déceler souvent pour des extractions des éclats de fer ou d'acier de poids inférieur à 1 milligramme. Sur ces radiographies, les ombres sont tellement nettes et indiscutables, que l'expérience prouve que la radiographie indique avec sécurité des particules encore bien plus petites. »

« Ce que permettait la radiographie ordinaire, en prenant mille précautions pour immobiliser le malade, la radiographie extra-rapide le permet bien plus facilement encore. Elle recule de beaucoup les limites du diagnostic des corps étrangers intraoculaires. Pour estimer les limites de la visibilité de ces corps étrangers, M. le docteur Nogier a répété une expérience due au docteur Grashey, de Munich. On prend de la limaille de fer très fine, dont quatre ou cinq parcelles pèsent ensemble un dixième de milligramme. On en saupoudre une bande de leucoplaste, que l'on fixe à la face dorsale d'un avant-bras, dont la partie ventrale repose sur une plaque photographique. Bien que ces minuscules fragments, pesant un quarantième ou un cinquantième de milligramme, soient éloignés de la plaque de 4 à 5 centimètres et soient, par conséquent, dans la position la plus défavorable, on peut les distinguer presque tous sur l'image obtenue d'une façon extra-rapide avec une ampoule à foyer très fin. Cette expérience est même par trop démonstrative. Jamais une parcelle de métal aussi petite n'aurait une force vive suffisante pour pénétrer profondément dans l'œil. Bien habile serait le chirurgien capable d'extraire une paillette aussi minuscule. Lorsqu'une radiographie extra-rapide irréprochable ne montre aucun corps étranger, on peut donc nier l'existence d'un fragment métallique tout au moins. Il y a lieu de faire quelques réserves pour les fragments de pierre et de verre, qui sont beaucoup plus transparents que les métaux aux rayons X, mais qui sont cependant très visibles dès qu'ils atteignent une dimension appréciable. Ce n'est, du reste, qu'à ce moment qu'ils ont des chances de pénétrer par effraction dans l'œil. »

« Quant au bois, la radiographie ne peut donner que rarement un renseignement utile. L'aluminium en petites parcelles se comporte comme le bois, mais ces deux substances, de densité très faible, sont rarement capables de traverser les membranes de l'œil ou ne les traversent qu'en gros fragments qui ne laissent pas le diagnostic indécis. »

Méthode stéréoscopique de E. Henrard. — Voici maintenant la description de la technique opératoire adoptée par le docteur Étienne Henrard, de Bruxelles, pour obtenir des radiographies stéréoscopiques.

Sans viser spécialement la radiographie de l'œil et de l'orbite, elle lui est parfaitement applicable :

« La pratique de la radiographie stéréoscopique nécessite un outillage spécial. Il faut s'y préoccuper de l'épaisseur de l'objet à radiographier, de la distance exacte de cet objet à l'anticathode de l'ampoule ; il faut, pour obtenir un bon couple stéréoscopique, obtenir deux perspectives du même objet, restant dans la même position, sous deux angles différents : donc châssis spécial pour plaques, donc support spécial pour ampoule. J'ai fait construire, à Bruxelles, quatre appareils. En voici la description :

« Pour mesurer l'épaisseur de l'objet à radiographier, je me sers d'un *compas d'épaisseur* constitué essentiellement d'une tige métallique ronde, creuse, d'une longueur de 50 centimètres. Cette tige est graduée en millimètres. A une de ses extrémités et perpendiculairement à elle, est placée une règle métallique aplatie destinée à se fixer sur la face supérieure du corps à radiographier, tandis qu'une autre règle, perpendiculaire également à la tige et mobile sur celle-ci, parallèlement au plan de la première, viendra se fixer sur la face inférieure du corps à radiographier. Lorsque les deux règles, l'une fixe, l'autre mobile, embrasseront l'objet à radiographier, on immobilisera la deuxième règle au moyen d'une vis de pression, et on lira sur la tige médiane l'épaisseur de l'objet. »

« L'appareil destiné à mesurer la distance de l'anticathode de l'ampoule à la face supérieure de l'objet à radiographier servira en même temps d'*indicateur d'incidence normale*. (Pour obtenir un couple stéréoscopique, il faut, avant tout, placer l'anticathode de l'ampoule normalement au milieu de l'objet à radiographier.) Cet appareil (1), d'une grande simplicité, est constitué par une mince lame métallique recour-

(1) Construit par KLAEGE et Cie, à Bruxelles.

bée en arc de cercle, de manière à embrasser la paroi externe de l'ampoule de Röntgen et à s'y fixer à frottement très doux. Au milieu du demi-arc de cercle qui doit entourer l'ampoule, est soudé un œillet à travers lequel passe un ruban métrique à l'extrémité duquel se trouve un fil à plomb. Pour mesurer la distance de l'anticathode à l'objet à radiographier, il suffit de faire affleurer le fil à plomb (dont la longueur est supprimée du ruban métrique) à la face supérieure de l'objet à radiographier et de lire au niveau de l'œillet, sur le ruban métrique, le nombre de centimètres, en y ajoutant toutefois la distance toujours égale pour une même ampoule, de l'œillet à l'anticathode. »

« *Comme l'objet doit rester dans la même position pendant deux poses successives*, il faut donc un *châssis spécial.* »

« Je conseille l'emploi de deux châssis, un 24 × 30 avec intermédiaires 18 × 24, 13 × 18, 9 × 12, pour les petits formats, et un grand châssis 40 × 50 avec intermédiaires 30 × 40 et 24 × 30 pour le bassin, le thorax, par exemple. »

« Ces châssis stéréoscopiques sont constitués par un châssis externe dont la paroi supérieure est faite de bois plaqué, pour lui donner, en même temps que la plus petite épais-. seur, la plus grande résistance. Ce châssis externe peut être fixé au moyen de quatre œillets à la table radiographique. A l'intérieur de ce châssis peut être introduit, à frottement doux et glissant sur quatre petites roulettes, un tiroir destiné à renfermer successivement les deux châssis internes (à plaques) pendant les deux poses successives. Ce tiroir, dont le fond est garni de quatre ressorts assez résistants pour faire glisser les châssis internes contre la plaque, porte à la partie externe de la paroi posterieure (dont la partie interne est supprimée en partie pour faciliter le glissement) deux plaques de cuivre dépassant, en dedans, les parois latérales et la paroi postérieure, et destinées à enchâsser les châssis internes. La paroi antérieure du tiroir porte deux crochets qui peuvent se rabattre sur les châssis internes. »

« Les châssis internes ont une paroi supérieure constituée par du carton noir, sur laquelle s'applique, à l'intérieur, la partie sensible de la plaque. La paroi postérieure en bois, recouverte d'une lame de plomb de 2 millimètres d'épaisseur, s'ouvre en volet sur la paroi antérieure ; elle est garnie de cinq ressorts destinés à refouler la plaque sensible contre la paroi antérieure. La grandeur des différents formats est marquée sur la paroi supérieure du châssis externe et des châssis internes. »

« Le *support spécial* a l'avantage sur tous ceux construits jusqu'ici, d'être facilement démontable, donc transportable, et permet ainsi d'obtenir des radiographies stéréoscopiques au domicile du malade. »

« Ce support est constitué par une planche de 0 m. 90 × 0 m. 75. A deux coins de la planche, du côté de sa largeur, sont fixés deux pas de vis métalliques. Sur ces deux pas de vis peuvent être placées deux tiges métalliques verticales d'un mètre de longueur. Ces tiges reçoivent deux glissières qui peuvent être fixées à différentes hauteurs par une vis ; ces glissières soutiennent, au moyen de deux vis, une tige métallique transversale. Au centre de celle-ci existe un œillet avec vis de pression, qui soutiendra la pince pour l'ampoule de Röntgen. Cet œillet est mobile, dans le même plan, en avant, en arrière, à droite, à gauche, au moyen de deux vis micrométriques. Deux graduations en millimètres, une antéro-postérieure et une latérale, permettent de déplacer l'ampoule d'une longueur connue. »

« Mais la radiographie stéréoscopique, même avec repères à la surface de la peau, si elle nous donne des indications

exactes quant à la direction des corps étrangers, ne nous
renseigne pas aussi bien sur leur profondeur. L'appréciation du relief est difficile, surtout pour les parties épaisses
du corps ; c'est pourquoi il faut, en même temps que l'on
procède à la radiographie stéréoscopique, employer un procédé géométrique. Celui-ci nous donnera des indications
sûres et fixera au chirurgien l'endroit précis où il devra
pratiquer sa recherche. »

« Il existe une centaine de procédés géométriques, tous
plus compliqués les uns que les autres ; je me garderai bien
de les décrire et je m'arrêterai au plus simple, qui m'a donné
dans des épreuves expérimentales des résultats surprenants
de justesse. »

« Ce procédé consiste à prendre, sur la même plaque, deux
radiographies du même sujet sous deux angles différents, le
sujet restant dans la même position, de manière à obtenir
sur la même épreuve deux ombres du corps étranger ne se
superposant pas (principe du procédé de Buguet et Gascard,
Sechehaye, etc.). »

« En voici la démonstration : une balle et une épingle ont
été fixées à des endroits quelconques dans un crâne dépourvu
de sa masse cérébrale. Un examen *rapide* à l'écran, la tête
examinée dans le sens antéro-postérieur, a déterminé que la
balle se trouvait a la partie médiane, à la hauteur de la
selle turcique. J'ai placé alors le crâne, sa face postérieure
sur la plaque et j'ai obtenu une épreuve où l'on constate les
ombres doubles des deux corps étrangers. »

« L'anticathode avait été placée à 445 millimètres de la
plaque, normalement à la situation présumée de la balle ;
ensuite elle avait été déplacée parallèlement au plan de
la plaque, à gauche de 3 centimètres pour la première
pose, à droite de 3 centimètres pour la seconde pose ;

il y a donc 6 centimètres entre les deux incidences des rayons X.»

« Relevons ces points sur une feuille de papier (fig. 11). »

« Soient A et A' les centres de l'anticathode dans les deux points de vue. »

« Soit C le corps étranger à rechercher, réduit à un point pour la facilité de la démonstration. »

« Soit P le plan de la plaque parallèle à la ligne AA' = D qui réunit les centres des anticathodes. »

« Soit E l'épaisseur de la région où se trouve le corps étranger. »

« Soit H ($x + h$) la distance entre la ligne des anticathodes

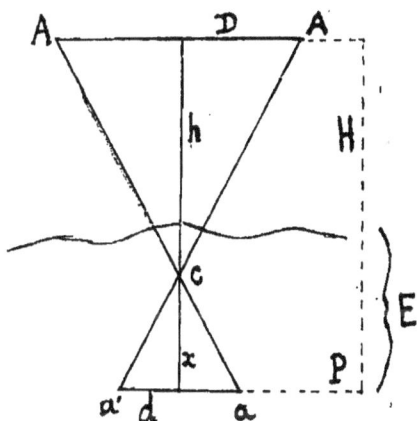

Fig. 11.

et le plan P. L'anticathode étant placée en A, l'ombre du corps étranger C sera marquée sur la plaque en a : l'anticathode étant en A', l'ombre de C sera en a'. Réunissons par des droites les points Aa, A'a', AA', $a'a$, et nous aurons construit ainsi deux triangles CAA', C$a'a$, semblables parce qu'ils ont les angles égaux. Prenons du point C les hauteurs de ces deux triangles : soit h la hauteur de CAA', soit x la hauteur de $Ca'a$, x étant l'inconnue du problème, c'est-à-dire la distance du corps étranger au plan P. »

« Dans deux triangles semblables, les lignes homologues sont proportionnelles ; nous pouvons donc énoncer la proportion suivante :

$$\frac{x}{h} = \frac{a'a}{AA} \text{ ou } \frac{d}{D}$$

« Or dans une proportion, le premier terme est à la somme des deux premiers, comme le troisième est à la somme des deux derniers. »

« Donc

$$\frac{x}{(x+h) \text{ ou } H} = \frac{d}{d+D} \text{ ou } x = H\frac{d}{d+D}.$$

« Remplaçons ces termes par les mesures obtenues dans notre expérience : $D = 60$ millimètres, $d = 19$ millimètres, $H = 445$ millimètres.

« Donc

$$x = 445 \frac{19}{19+60} = 107 \text{ millimètres.}$$

« Le centre de la balle se trouvait donc à 107 millimètres de la plaque. Je pus déterminer également que la tête de l'épingle, piquée dans la faux du cerveau, se trouvait à 55,2 millimètres de la plaque, et sa pointe à 74 millimètres. Ce procédé expérimental est donc d'une exactitude absolue. Il a été cependant critiqué, et avec raison d'ailleurs, la distance de la plaque au corps étranger n'étant pas, dans tous les cas, la distance de la surface de la peau au corps étranger ; c'est pourquoi je propose de fixer sur la peau un petit plomb à l'endroit présumé où devra se faire l'incision pour l'extraction. On obtiendra sur la plaque les ombres doubles du plomb témoin et du corps étranger. On déterminera la distance du plomb (surface de la peau) à la plaque, la distance du corps étranger à la plaque, la différence entre ces deux distances déterminera la profondeur du corps étranger dans les tissus. »

« Une précaution à prendre pour l'obtention de cette épreuve double est de faire en sorte que l'ampoule soit déplacée entre les deux poses perpendiculairement à la direction du grand axe du corps étranger, car si elle l'était parallèlement, une partie de la première ombre obtenue pourrait se superposer sur la seconde. Cette superposition rend les mensurations difficiles. »

« La distance D entre les deux points de vue sera mesurée par la réglette du support stéréoscopique ; la distance d entre les deux ombres sur la plaque, par transparence, au moyen d'une réglette en verre ; la distance H, de l'anticathode à la plaque, par l'indicateur d'incidence décrit plus haut. »

Nous venons de voir que le principal but de la radiographie stéréoscopique était, grâce à un procédé géométrique et graphique, d'obtenir une localisation rigoureusement exacte du corps étranger dans l'œil, l'orbite ou le crâne du blessé. Il n'en est pas moins vrai que le chirurgien qui se propose d'entreprendre une intervention pour l'extraction des corps étrangers, pourra se trouver bien, en dehors des indications quasi mathématiques fournies par le graphique ci-dessus, d'avoir vu de ses yeux, sur les épreuves radiographiques elles-mêmes, la situation exacte, la direction et la forme du corps étranger au sein des tissus avec le relief stéréoscopique. Mais en raison des dimensions des épreuves radiographiques de tête, on conçoit qu'il soit impossible d'employer les stéréoscopes ordinaires dont le plus grand format, en raison de l'écart des yeux, est le format 6 × 13 centimètres.

On s'est donc préoccupé de créer des appareils spéciaux

permettant de regarder les radiographies stéréoscopiques dans les conditions voulues, pour donner l'illusion de la perspective et du relief, c'est-à-dire dans des conditions telles que, malgré leurs dimensions (9 × 12, 13 × 18, 24 × 30 et même 30 × 40), l'image droite ne soit vue que par l'œil droit et l'image gauche que par l'œil gauche.

Il existe deux modèles d'appareils de ce genre : le stéréoscope à miroirs et le stéréoscope à prismes; l'un des meilleurs stéréoscopes à miroirs est celui imaginé par M. Druault, ancien chef de clinique à la Faculté de Paris. Voici la description que M. Druault a bien voulu nous en donner :

« Les quatre miroirs sont fixés, au moyen de charnières verticales, sur une plaque de cuivre de 45 × 160 millimètres. Cette plaque est fortement échancrée en dessous pour le nez. Elle porte deux trous d'observation de 10 millimètres de diamètre. Les centres de ces trous sont à 57 millimètres l'un de l'autre. »

« Les miroirs sont des glaces platinées de Saint-Gobain. La surface platinée est en dessus. L'autre face est recouverte de papier noir collé. L'absence de doubles images est ainsi complète; mais il y a une déperdition de lumière notable, comme si on regardait à travers un verre fumé faible. L'épaisseur du verre augmentée de celle de la monture fait que, dans chaque miroir, la surface réfléchissante est à une distance de 6 millimètres de l'axe de sa charnière. »

« Les charnières des deux miroirs internes, les plus petits, sont à un écartement de 31 millimètres; celles des deux grands miroirs externes à 96 millimètres et demi. »

« Les miroirs internes sont des surfaces réfléchissantes de 26 millimètres dans le sens horizontal, 27 dans le sens vertical. Leur inclinaison sur la plaque peut varier de 45 à 90°. »

« De 45 à environ 60° ils recouvrent chacun le trou d'observation correspondant. A 90° ils découvrent entièrement ces trous. Comme ils sont indépendants l'un de l'autre, l'une des images peut être vue directement sans réflexion dans les miroirs si le petit miroir correspondant est relevé à 90°, tandis que l'autre est vue par réflexion. L'image vue directement est alors plus lumineuse et sa vision relativement plus facile. »

« Les surfaces réfléchissantes des grands miroirs externes ont 40 millimètres de hauteur, 45 millimètres dans le sens horizontal. Leur inclinaison sur la plaque peut varier d'environ 15 à 70°. Leurs mouvements d'inclinaison sont solidaires et commandés par une même vis. Il est à remarquer qu'un changement d'inclinaison de 1° d'un miroir produit un déplacement apparent de 2° de l'image. Comme ces deux miroirs se déplacent en sens inverse, chaque fois qu'ils se déplacent de 1°, les images vues dans l'appareil subissent un rapprochement, ou un éloignement de 4°. »

« Pour les personnes non exercées, un écran médian, entre l'appareil et les images, facilite beaucoup son emploi. Mais souvent il est plus commode de faire abstraction des images latérales. »

« Un observateur ayant 64 millimètres d'écartement pupillaire, n'utilisant par conséquent que la partie externe des trous d'observation, peut employer le stéréoscope avec une inclinaison de 50 à 55° des petits miroirs. — Le champ de chaque œil a une largeur d'environ 25° et une hauteur de 30°. Le fusionnement est possible pour des images placées à une distance angulaire de 60°, en les faisant voir chacune soit par l'œil du même côté, soit par l'œil du côté opposé, à condition de ne pas employer d'écran médian dans le dernier cas. Il suffit, pour passer d'une de ces positions extrêmes à l'autre, de faire varier de 30° l'inclinaison des miroirs externes. — On peut ainsi examiner, par exemple, des radiographies stéréoscopiques de 30 centimètres de large à une distance de 35 ou 40 centimètres. »

« Les cartons stéréoscopiques ordinaires, à écartement de 6 centimètres, peuvent être examinés jusqu'à un rapprochement de 20 centimètres environ dans la même position des petits miroirs, et jusqu'à 10 centimètres si on les relève à 60 ou 65°. Pour ces petites images l'appareil est d'ailleurs inférieur aux stéréoscopes à lentilles. »

Quant au stéréoscope à prismes, l'un des modèles le plus utilisé est celui du professeur Walter, que le docteur Henrard décrit de la façon suivante :

« Le stéréoscope de Walter est constitué par un châssis dont la paroi est formée d'un verre mat. Ce châssis est fixé sur un pied. Devant le verre mat peuvent être placées, de chaque côté, des plaques diapositives ou négatives ou des positifs sur papier de la grandeur 40 × 50. »

« Pour l'emploi de formats plus petits, on peut masquer le verre mat dessus, dessous et de côté au moyen du dispositif suivant : sur une règle centrale marquée 9 × 12, 18 × 24 30 × 40, 40 × 50, chiffres qui correspondent aux formats ordinaires des plaques sensibles, se trouvent deux glissières, une supérieure et une inférieure, qui soutiennent des cartons noirs pour masquer le verre mat. La glissière inférieure se place à la hauteur du format de plaque employée ; on adapte ensuite la plaque au stéréoscope, on descend la glissière supérieure et on rapproche les cartons latéraux jusqu'au moment où l'éclairage de verre mat ne se fait plus que dans la partie où se trouvent les épreuves à examiner. Les négatifs et les diapositifs sont éclairés, à travers le verre mat, soit par la lumière du jour, soit par une lumière artificielle, tandis que les positifs sur papier sont éclairés par devant, du côté de l'oculaire. »

« L'oculaire de l'appareil se compose de deux prismes achromatiques, disposés de telle façon que les centres des deux objets viennent se confondre en une image virtuelle dans le champ visuel. Une vis permet de régler la distance des deux prismes à l'écartement des yeux de l'observateur. Deux coiffes placées sur les prismes protègent en avant, contre la lumière du jour, les yeux de l'observateur, et en arrière empêchent que les rayons autres que ceux venant des objets ne viennent frapper les prismes. L'oculaire est placé sur une tige verticale, de manière que le milieu des prismes soit à la même hauteur que le milieu des objets. Cette tige verticale est fixée sur une glissière qui peut avancer ou reculer sur le pied. On peut ainsi placer l'oculaire à différentes distances des objets, suivant la grandeur de ceux-ci et suivant l'acuité visuelle de l'observateur. »

« Les prismes achromatiques sont mobiles sur un axe vertical, ce qui permet d'opposer simultanément les prismes par leurs bases ou leurs arêtes réfringentes. Ce dispositif ingénieux permet d'examiner les objets, soit par leur face antérieure, soit par leur face postérieure, sans qu'il soit nécessaire d'interchanger les plaques comme dans les stéréoscopes à lentilles ou à miroirs. »

Ces appareils rendent des services particulièrement précieux pour l'examen des radiographies de corps étrangers du crâne et de l'orbite, car, en raison de la multiplicité des parois osseuses de ces régions, il est très difficile de se bien représenter, sans le relief stéréoscopique, le siège et la direction de ces corps étrangers.

CONCLUSIONS

1º L'importance prise par les procédés photographiques et l'étendue des services déjà rendus par eux en ophtalmologie résultent suffisamment, croyons-nous, de tout ce qui précède.

A mesure que les découvertes scientifiques se multiplient, leurs applications dans le domaine de la médecine deviennent plus nombreuses. La photographie et la radiographie en fournissent un exemple particulièrement frappant. Cela s'explique facilement par la précision des résultats qu'elles ont permis d'obtenir. Il y a lieu toutefois de remarquer que cette précision n'a pu être atteinte, en ophtalmologie, que grâce à l'emploi de techniques spéciales qu'il a souvent fallu créer de toutes pièces pour les adapter au but qu'on se proposait : la reproduction du globe oculaire et de ses annexes, de ses enveloppes externes et de ses membranes profondes, des parois de l'orbite qui l'entourent et des corps étrangers qui ont accidentellement pu y pénétrer.

Toutes ces méthodes ne sont pas encore arrivées, cependant, au degré de perfection que l'on pourrait souhaiter.

2º La radiographie des corps étrangers intraoculaires, orbitaires ou craniens nous a déjà fourni, sans doute, des documents d'une grande valeur et d'une remarquable exactitude. On peut regretter toutefois que la radiographie des parois orbitaires, particulièrement dans le cas de leur fracture, n'ait pu donner encore d'indications plus précises. A ce point de vue, de grands progrès pourront probablement être réalisés par un choix plus judicieux de la position de la tête du blessé et de son inclinaison par rapport à l'ampoule et à la plaque.

3° La photographie de l'œil, en noir et en couleurs, a fourni des résultats intéressants. Elle est devenue d'un usage courant dans un grand nombre de services. Elle sera facilitée, nous l'espérons, par l'emploi des dispositifs que nous avons décrits et qui permettent une mise au point plus rapide, un éclairage plus constant tout en assurant plus de cohésion entre les différents organes de l'appareil.

4° Par contre, la photographie du fond de l'œil a, jusqu'ici, causé bien des déboires! Elle nécessite encore des manipulations trop compliquées; elle est souvent impossible, elle est parfois pénible pour le malade. Quelques-uns des résultats acquis et le grand nombre de recherches entreprises à son sujet, permettent cependant d'espérer qu'elle est encore loin d'avoir donné tout ce qu'on peut en attendre, et il n'y a pas lieu de douter que le jour où elle sera devenue pratique, elle se montre d'une sérieuse utilité, tant pour le clinicien désireux de suivre d'une façon palpable et tangible l'évolution d'une lésion, que pour le maître dont elle contribuera à illustrer l'enseignement.

BIBLIOGRAPHIE

Aubaret. — Emploi de la radiographie dans la séméiologie des voies lacrymales. *Bulletins et mémoires de la Société française d'ophtalmologie*, 1911, p. 125.

Barr (Elmer). — On photographing the interior of the human eyeball. *The American journal of ophtalmology*, July 1887, p. 181.

Bertolloti (M.). — Étude radiographique de la base du crâne chez certains aveugles. *Bulletin de la Société de neurologie de Paris*. Séance du 6 janvier 1910.

Boucheron. — Radiographie d'un grain de plomb dans l'orbite après blessure perforante de l'œil. *Bulletin de la Société d'ophtalmologie de Paris*. Séance du 7 décembre 1897.

Bourgeois. — Quelques expertises radiographiques à propos de corps étrangers de l'œil et de l'orbite. *Annales d'oculistique*, 1901, CXXVI, p. 360.

Braünbeyer. — *Utilité et emploi des rayons X en ophtalmologie*. Thèse Paris, 1904.

Cohn. — Chambre photographique à rhomboèdres, spécialement inventée pour photographies faites avec un miroir. *Archives d'ophtalmologie*, novembre, décembre 1889.

Dahfeld. — La découverte des corps étrangers de l'œil à l'aide des rayons X. *Annales d'oculistique*, 1897, t. CXVIII, p. 160, et *Deutsche medicinische Wochenschrift*, 29 avr. 1897.

Dariex. — Sur la perméabilité de l'œil aux rayons de Röntgen. *Bulletin de la Société d'ophtalmologie de Paris*. Séance du 3 mars 1896.

Davidson (Mackenzie). — Localisation des corps étrangers dans l'œil et dans l'orbite par les rayons Röntgen. *Annales d'oculistique*, 1898, t. CXIX, p. 208.

Dimmer. — Ueber die Photographie des Augenhintergrundes. *Bericht über die 29 Versammlung der ophtalmologishen Gesellshaft.* Heidelberg, 1901, p. 162.

Dor. — Appareil pour la photographie de l'image ophtalmoscopique. *Compte rendu des travaux de la section d'ophtalmologie au Congrès de Copenhague,* 1884, p. 33.

Elschnig (A.). — Stercosk. photograph. Atlas der pathologishen Anatomie der Augen. Wien, 1900.

Fick (A.-E.). — Quelques observations sur la photographie du fond de l'œil. *Archives d'ophtalmologie,* 1892, p. 515. *Compte rendu analytique de la 21° réunion de la Société ophtalmologique de Heidelberg* (1891).

Gerloff (O.). — Uber die photographie des Augenhintergrundes. *Klinishe Monatsblätter für Augenheilkunde,* décembre 1891, p. 397.

Grossmann (Karl). — *Compte rendu du Congrès international d'ophtalmologie d'Utrecht,* août 1899.

Guilloz (Th.). — La photographie instantanée du fond de l'œil humain. *Archives d'ophtalmologie,* août 1873, t. XIII, p. 465.

Henrard (Etienne). — La recherche et l'extraction des corps étrangers opaques aux rayons X. F.-E. Goossens, édit., Bruxelles, 1910.

Holth. — Procédé de localisation radiographique des corps étrangers de l'œil et de l'orbite. *Archives d'ophtalmologie,* 1906, t. XXVI, p. 112.

Howe (L.). — Photographs of the fundus of the living human eye. *The ophtalmic Review,* 1887, t. VI, p. 304.

Lapersonne (F. de). — Des complications orbito-oculaires des sinusites. Rapport à la Société française d'ophtalmologie, mai 1902.

Lowenstein (A.). — Ueber eine Stereomikrokamera für Klinische Photographie des vorderen Bulbusabschnitten. *Klinische Monatsblätter für Augenheilkunde,* 1912, p. 450.

Malot. — *Diagnostic et localisation des corps étrangers intra-oculaires par la radiographie rapide.* Thèse de Lyon, 1910.

Menacho (M.). — Nouveau procédé de radiographie stéréoscopique. *Annales d'oculistique,* 1905, t. CXXXIV, p. 139. *Compte rendu du II° Congrès de la Société ophtalmologique hispano-américaine.* Madrid, 15-18 mai 1905.

Monthus (A.). — *Iconographie stéréoscopique oculaire.* Masson et Cie, 1908.

Morax. — La radiographie dans les affections osseuses de l'orbite. *Bulletin de la Société d'ophtalmologie de Paris,* janvier et février 1911.

Oppeinheimer. — Valeur de la radiographie dans les tumeurs de l'orbite. *Archives d'ophtalmologie,* 1907, t. XXVII, p. 262, et *Klinische Monatsblätter für Augenheilkunde,* Apr. 1906.

Sweet. — Localisation exacte des éclats métalliques logés dans l'œil à l'aide des rayons X. *Annales d'oculistique*, 1898, t. CXX, p. 306, et *Archives of ophtalmology*, XXVII, p. 377.

Terrien et Béclère. — Valeur comparée de la radiographie et de la radioscopie pour la détermination du siège des corps étrangers de l'orbite. *Compte rendu des séances de la Société d'ophtalmologie de Paris*, 1901.

Thorner. — Die theorie des Augenspiegels und die photographie des Augenhintergrundes. Berlin, 1903 (August Hirschwald).

Van Duyse. — Les rayons Röntgen en chirurgie oculaire. *Archives d'ophtalmologie*, t. XVI, 1896, p. 104.

Watzold. — The application of Röntgen rays to the lower portion of the orbit. *The Ophtalmic Review*, 1912, t. XXXI, p. 30.

Wessely. — Procédé pour rendre visible dans la radiographie la cornée et la surface du globe. *Annales d'oculistique*, 1912, t. CXLVIII, p. 65, et *Archiv für Augenheilkunde*, LXIX band, heft 2 (1911).

Wolff (Hugo). — Uber die photographie des direkten umgekehrten Augengrundbildes, *Ophtalmolog. Klin* 14, 1907, n° 18

Wuillomenet. — Les rayons Röntgen dans l'œil. *Bulletin de la Société d'ophtalmologie de Paris*. Séance du 5 avril 1898, et *Annales d'oculistique*, 1898, t. CXIX, p. 293.

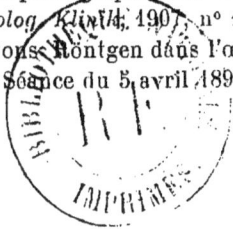

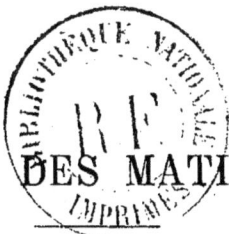

TABLE DES MATIÈRES

TABLE DES FIGURES

3974. — Tours, imprimerie E. Arrault et Cⁱᵉ.